APD

「音は聞こえているのに聞きとれない」人たち

聴覚情報処理障害（APD）とうまくつきあう方法

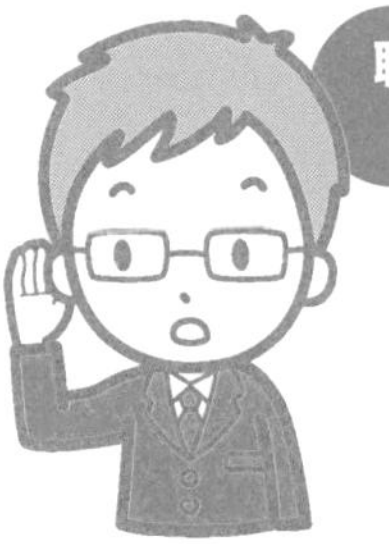

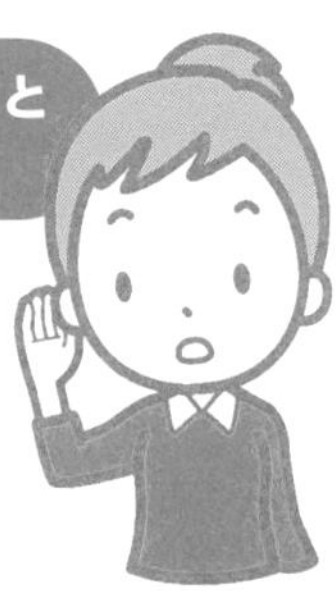

OBUCHI CHIE
小渕千絵
国際医療福祉大学教授

さくら舎

はじめに

聞こえないのは耳が悪いから。
難聴でなければ聞こえて当たり前。
耳が悪くなければ、だれもが同じように聞きとれるもの。

そのように考える人は多いと思います。しかし、実際にはそうではありません。
音は聞こえているし、通常の聴力検査でも異常がないにもかかわらず、たとえば、

「雑音の中では話が聞きとれない」
「口頭でいわれたことは、忘れてしまったり理解しにくい」
「話を聞きながら、メモやノートをとるのが苦手」

「早口や小さな声が聞きとりにくい」
「話が長くなると、途中から何をいってるのかわからなくなる」
「テレビや映画は字幕がないとよくわからない」

このように、ある条件下になると、音声をことばとして聞きとるのが困難になる症状を抱える人たちがいます。いわゆる「耳が悪い」わけではなく、本人は普通に話すことができるのに、相手の話だけを聞きとれなくなるのです。

そのため、まわりからは理解されにくく、「人の話を聞かない」「先生や上司の指示に従わない」などと誤解されることもしばしばで、コミュニケーションがうまくとれず社会生活に支障をきたしたり、生きにくさを感じたりしている人が少なくありません。

しかし、**聞きとれないのは、決して本人のせいではありません。**

たとえば、夫婦げんかのタネになりやすい「妻の話を聞かない夫」の約4割は、「聞きとり困難」であるという海外のデータもあります。

APDは新しく発見された症状で研究途上

こうした「聞こえているのに聞きとり困難」という症状に対する研究は、1950年代頃から欧米を中心にはじまり、近年になって「**聴覚情報処理障害＝ＡＰＤ（Auditory Processing Disorder）**」が原因のひとつであることがわかってきました。ほかにも原因として、「隠れ難聴」や「オーディトリーニューロパシー」など類似する症状を示すものもみられますが（１５４ページ〜参照）、本書ではこれらを除外したうえで示す聞きとり困難について考えていきます。

ＡＰＤとは、簡単にいえば、聴力に問題はなく音は聞こえているけれど、人の話し声（音声）を情報として認知するのが困難な状態。つまり、**耳から入ってきた音の情報を脳で処理してことばとして理解する際に、なんらかの障害が生じる状態だと考えられています。**欧米では、ＡＰＤを評価する検査でひとつ以上の異常がみられた場合に診断されています。

日本では欧米に比べると、ＡＰＤに対する認知度ははるかに低い状況です。私が研究をはじめた20年ほど前には、医師や研究者のあいだでもほとんど知られていませんでした。当時はどのくらいの人が「聞こえているのに聞きとれない」というＡＰＤの症状を持っているのか、まるで見当もつかず手探りの状態でした。そこでインターネットの交流サイト上に、「こんな研究をしているので、聞こえにくい人はぜひ問いあわせてください」と投稿して自分のホームページへと誘い、希望された人に大学の研究室に来てもらいました。

そうやって直接お話をうかがったり検査したりするうちに、だんだんと臨床像が浮かびあがってきました。しだいにメールの問いあわせが増え、10年ほど経過した頃には、もはや私ひとりで対応するのは不可能なほどになりました。

また、メールでやりとりをしていても、実際にお会いしてみると、本人の訴える症状とＡＰＤの実態とが嚙《か》みあっていない、ということがしばしばありました。やはり「お会いしてみないとわからない」と感じ、外来に力を入れるようになりました。

とはいえ、一般には最近までＡＰＤのことはほとんど知られていない、という状況だったと思います。

ところが２０１８年末、テレビのニュースでＡＰＤが紹介されたことをきっかけに、「もしかしたら自分（あるいは自分の子ども）はＡＰＤかもしれない」というツイートが増え、マスコミに次々と取り上げられるようになりました。私が臨床にたずさわる国際医療福祉大学クリニック言語聴覚センターをはじめ、ＡＰＤを診《み》られる耳鼻科を受診される人も急増しています。「聞きとりにくい」ことに悩んでいる人は、想像以上にたくさんいることが明らかになったのです。

はじめに申し上げておきますと、ＡＰＤの発見は比較的新しく、現時点では解明され尽くしているわけではありません。欧米も含めてまだまだ研究途上にあり、不明な点がたくさんあります。じつは、日本ではまだ診断基準も確立されていません。というのは、APDはことばの聞きとりに困難を示す障害ですが、原因は海外のガイドラインで指摘しているような「耳の問題」だけでなく、人によってさまざまだと考えられるためです。

一方、これまでの臨床研究や実践《じっせん》によって、明らかになってきていることもたくさんあります。

たとえば、APDを抱える人たちの多くは、雑音下での聞きとりが苦手です。ならば、雑音の少ない静かなところに移動すれば問題なく聞きとれるのではないか、と考えるのが普通だと思います。

ところが、実際には、それでうまく聞きとれるようになる人と、それでも聞きとるのがむずかしい人とに分かれます。このことから、訴える悩み（症状）は同じであっても、背景には違うメカニズムがあること、つまりAPDを単一の障害としてとらえることはむずかしく、当事者の人たちをひとくくりにして考えてもうまくいかないことがわかります。

新たにわかった「APDと認知機能の偏りの関係」

その人がなぜ聞きとり困難になっているのか――。私自身、日本人向けのAPD検査法

図1　大人のAPDの背景要因の内訳

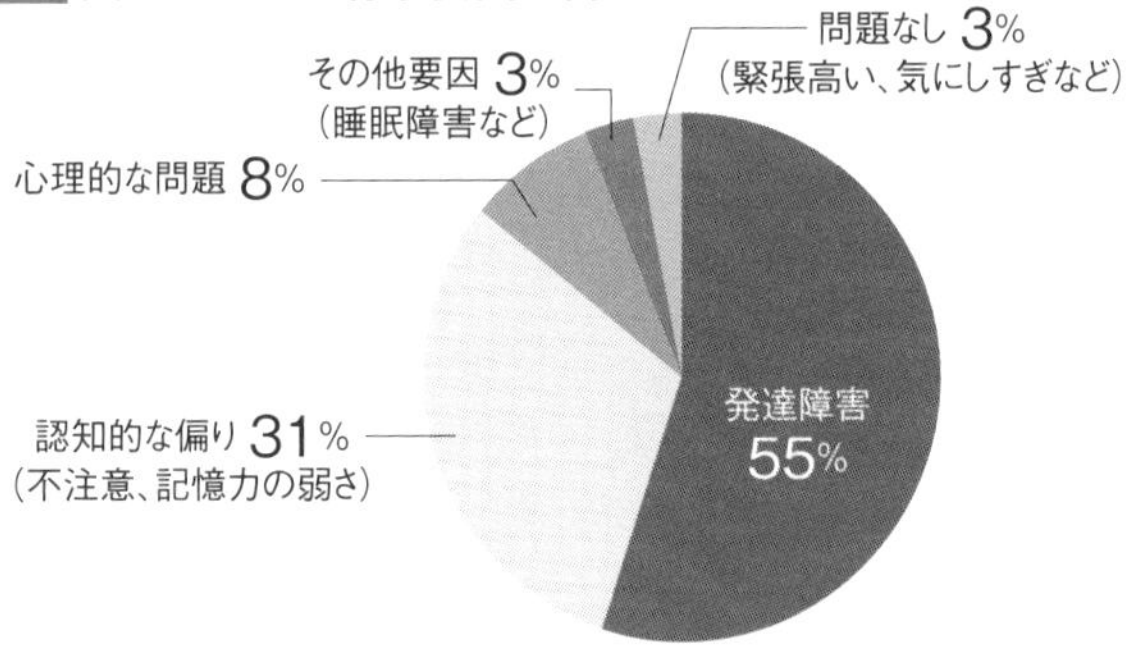

＊2006年1月〜2019年10月までに「聞きとり困難」で言語聴覚センターに来院された人のうち、さまざまな検査を実施でき、背景要因を鑑別できた人の内訳

発達障害だけでなく、認知的な偏りが要因の人が多くなっている

の開発を進めながら、同時にＡＰＤの可能性のある多くの人たちの面接や検査をするなかで、ＡＰＤの症状を抱える人たちには認知機能（見聞きしたことに注意を向けて理解したり、記憶したり、計画しておこなうといった脳のさまざまな機能）の偏《かたよ》りがある人が多いことがわかってきました。

　また、子どものＡＰＤの場合は、生まれつき認知機能に問題のある「発達障害」や言語発達上の問題を抱えているケースが多いのに対し、大人のＡＰＤの場合は、発達障害を含めておおよそ４つのタイプ（脳損傷タイプ、発達障害タイプ、認知的な偏りタイプ、心理的な問題タイプ）に分けられることもわかってきました。さらにこれらの要因に加えて、その人の性格傾向、過ごしている環境の影響を受けることになります。

つまり、それぞれの抱える要因や状況によって、症状（状態）や程度に少しずつ違いが生じ、改善策や対処法も異なってくるということがわかってきたのです。

そして、ＡＰＤには認知機能の偏り（たとえば、病気と診断されるレベルではないけれども、不注意があってひとつのことに長く集中するのが苦手など）が関係する可能性が高く、病気というより生まれながらのその人の「特性」のひとつとしてとらえるべきではないか、というのがＡＰＤ研究を長くつづけてきた私の所見です。

ＡＰＤを知りうまくつきあう

ＡＰＤを抱える人たちには、聞きとれないことが原因でミスをしたり人間関係がこじれたりなどトラブルを抱えることが多く、「自分は出来の悪いダメな人間なんだ」と自分を責めて、自己評価が低くなる傾向があります。

ですが、世の中には足の速い人もいれば遅い人もいます。同じように、人の話を聞きとるのが上手な人もいれば苦手な人もいるのは当たり前ではないでしょうか。

ＡＰＤは基本的にその人の生まれ持った特性が関係することが多いため、特効薬はありません。だからこそ、「聞きとり困難」を自分の特性や個性と考えて、うまくつきあう方

法を考えることが大切です。

「耳からの情報に弱いのは自分の特性・個性のひとつ」と受け入れることができれば、たとえば、「上司には口頭ではなくメールで指示をもらえるように頼んでみよう」「電話の音声が聞きとりにくいのでテレフォンオペレーターは向いてないから、ほかの仕事を探そう」などと、日常生活での困りごとをできる限り減らすよう、自分なりに工夫したり対策を立てたりすることができます。

また、特性であり個性だと思えば、いい面も見えてきます。たとえば、つまらない悪口や噂話《うわさばなし》を聞かなくてすむ点はメンタルヘルスにはよいでしょう。

このようにAPDを受け入れながら前向きに生きていくには、まず、APDについて知り、理解することが重要です。

APDへの理解が広まることも大切

ＡＰＤのことが報じられるようになってから、全国のＡＰＤを抱える人たちからの相談希望が殺到し、メールや電話による相談も後を絶ちません。また、各地の小・中学校など教育施設や医療施設からの「ＡＰＤが疑われる人たちに対してどのように対応すべきか」という相談も、多数受けるようになりました。

現時点では、耳鼻科医でも、ＡＰＤのことをご存じでないこともまだ結構あります。そのため、話がよく聞きとれないことを苦にして耳鼻科に行き、聴力検査をしてもらったものの「結果はまったく問題ないですよ」といわれる人も少なくありません。

「でも、本当にまわりの人たちの会話がよく聞こえないんです」と重ねて訴えても「気のせいですよ」ととりあってもらえず、しまいには「精神科で診てもらったほうがいい」といわれて「ひどく傷ついた」という訴えも入ってきています。

そのように「わかってもらえない」「見捨てられた」と嘆《なげ》く人たちに対して、ＡＰＤの研究をつづけてきた自分にできることは何だろうと考え、本書にまとめることにいたしました。

ＡＰＤの医学的な原因の解明はこれからさらに研究を重ねる必要がありますが、ＡＰＤの症状によって困っている人がたくさんいる現状を考えると、まだ研究途上であっても、現段階でわかっていることを最大限に、そして早急にお伝えすることが重要です。

また、**ＡＰＤが広く知られ、もっとメジャーになれば社会の理解も進む**でしょう。

本書では、国内外を問わずこれまでの臨床研究と実践によって明らかになっているＡＰＤの原因や症状、対処法をできる限りくわしく、そしてわかりやすく解説しています。

自分がＡＰＤだとわかったからといって万々歳というわけにはいきませんが、これまで聞きとれないことからミスやできないことが多かったのは「努力不足や自分のせいではない」とわかれば、気持ちが楽になるかもしれません。

「自分にはこういう傾向がある、だからこういう対策をしよう」と、自分の人生を前向きに歩んでいく術《すべ》を見つけることができるかもしれません。そのためには、自分がＡＰＤであることをまわりの人たちに伝え、協力をあおぐことも大切です。

本書が、これまで聞きとり困難で苦しんできた人たちにとって、自信をとり戻し、さらに、社会に適応する術を見つける一助となりますよう、また同時に、当事者の周囲にいる人たちにとっても、ＡＰＤを抱える人に対しての誤解を解くとともに、なんらかの支援方法を考えるきっかけとなりますよう、心から願っています。

国際医療福祉大学教授　小渕千絵《おぶちちえ》

大人のAPDセルフチェック

APD（聴覚情報処理障害）は次の2点が大きな特徴となります。

・聴力検査をしても異常は認められない
・音声としては聞こえているのに、ことばとして聞きとれない

これにあてはまる方は、次ページからの「聞こえにくさのチェックシート（大人用）」をおこなってみましょう。

やり方

1 聞きとりに関する16項目の設問に対する答えを、0 ～ 10の11段階評価のうち、近いものに○をつけてください。あまり深く考えこまずに、ふだん感じている状態に近いレベルを選びましょう。

2 ○をつけ終わったら、その数字から、設問1 ～ 4の合計点、設問5 ～ 8の合計点、設問9 ～ 12の合計点、設問13 ～ 16の合計点を計算し、総合点を出します。

16項目の設問は次の4つのカテゴリーに関するものです。

設問1～4［音声聴取］
テレビがついている部屋やガヤガヤしているレストランなど雑音の多い場所で、どのくらい聞きとれているか。

設問5～8［空間知覚］
音がどこから聞こえている（音源定位）のか判断できるか。

設問9～12［聞こえの質］
日常生活音など、音声以外の音はクリアに聞こえているか。

設問13～16［心理的側面］
聞こえにくいことが心理的にどう影響するか。

聞こえにくさのチェックシート（大人用）

名前　　　　　　　　　　　年齢　　　　　日時　　年　月　日

音声聴取

1 | テレビがついている部屋の中で会話をするとき、相手の話を聞きとったり、質問に答えられますか?

◀全く答えられない　　　　　完全に答えることができる▶

0　1　2　3　4　5　6　7　8　9　10

2 | テレビのニュースを見ているとき、だれかがあなたに話しかけてきました。あなたは両方の人（テレビで話している人と話しかけた人）の話を聞くことができますか?

◀全く聞くことができない　　　　　完全に聞くことができる▶

0　1　2　3　4　5　6　7　8　9　10

3 | 多くの人が話している部屋での会話で、相手の話を聞きとったり、質問に答えられますか?

◀全く答えられない　　　　　完全に答えることができる▶

0　1　2　3　4　5　6　7　8　9　10

4 | 騒がしいレストランの中で、5人位のグループで話をしています。あなたは全員の顔や様子を見ることができます。このような場面で、会話ができますか?

◀全くできない　　　　　完全にできる▶

0　1　2　3　4　5　6　7　8　9　10

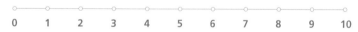

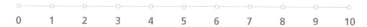

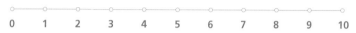

空間知覚

5 複数の人と一緒にいて、ある人から違う人に話し手が変わりました。新しい話し手の話を最初から漏らすことなく聞くことができますか?

◀ 全く聞くことができない　　完全に聞くことができる ▶

0　1　2　3　4　5　6　7　8　9　10

6 あなたは戸外にいて、犬が大きな声で吠えているのが聞こえます。あなたは犬の姿を直接見ることなく、その声がどこから聞こえているのかすぐにわかりますか?

◀ 全くわからない　　完全にわかる ▶

0　1　2　3　4　5　6　7　8　9　10

7 バスやトラックの音を聞いたとき、その音がどのくらい遠くから聞こえているかわかりますか?

◀ 全くわからない　　完全にわかる ▶

0　1　2　3　4　5　6　7　8　9　10

8 バスやトラックの音から、その音が近づいてきているのか、あるいは離れていっているのかわかりますか?

◀ 全くわからない　　完全にわかる ▶

0　1　2　3　4　5　6　7　8　9　10

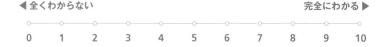

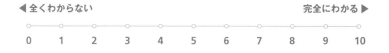

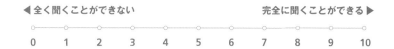

聞こえの質

9 2つ以上の音を同時に聞いているとき、その音は1つの混ざった音のように聞こえますか?

◀ 完全に混ざって聞こえる　　完全に別の音に聞こえて混ざらない ▶

0　1　2　3　4　5　6　7　8　9　10

10 音楽を聴いているとき、その曲がどの楽器で演奏されているかわかりますか?

◀ 全くわからない　　完全にわかる ▶

0　1　2　3　4　5　6　7　8　9　10

11 あなたが聞くことができる日常生活音は、鮮明に聞こえますか?

◀ 全く鮮明には聞こえない　　完全に鮮明に聞こえる ▶

0　1　2　3　4　5　6　7　8　9　10

12 だれかの声や物音を聞くとき、かなり集中する必要がありますか?

◀ かなりの集中が必要　　集中しなくても大丈夫 ▶

0　1　2　3　4　5　6　7　8　9　10

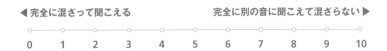

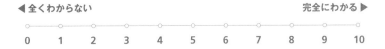

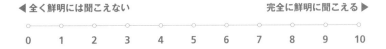

心理的側面

13 聞こえにくいために、家族や友人と話すのをやめようと思いますか?

◀とてもそう思う　　全くそう思わない▶

0　1　2　3　4　5　6　7　8　9　10

14 聞こえにくいために、一人でいたほうが楽だと思いますか?

◀とてもそう思う　　全くそう思わない▶

0　1　2　3　4　5　6　7　8　9　10

15 話が聞きとれなかったときに、もう一度くり返してもらうのは気が重いと感じますか?

◀いつもそう感じる　　全くそう感じない▶

0　1　2　3　4　5　6　7　8　9　10

16 聞こえにくいことは、あなたの家族や友人との関係になんらかの影響を及ぼしていると思いますか?

◀とてもそう思う　　全くそう思わない▶

0　1　2　3　4　5　6　7　8　9　10

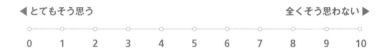

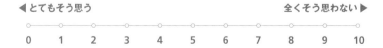

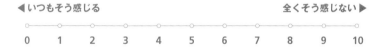

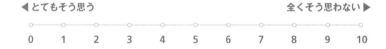

音声聴取 **1～4** …………………………		点
空間知覚 **5～8** …………………………		点
聞こえの質 **9～12** ………………………		点
心理的側面 **13～16** ……………………		点
総合点		点

くわしい解説は36ページ～を参照してください。

目次◉APD「音は聞こえているのに聞きとれない」人たち――聴覚情報処理障害（APD）とうまくつきあう方法

第1章 「聞こえる」しくみ——難聴とAPDの違い

第2章 「聞きとれる」しくみ——注意と記憶がカギ

第3章　なぜ「聞きとれない」のか――APDの4タイプ

第4章 「聞きとりづらい」と思ったら――検査とライフハック

第5章 子どものAPDへの対処法

ＡＰＤ「音は聞こえているのに聞きとれない」人たち

——聴覚情報処理障害（ＡＰＤ）とうまくつきあう方法

序章

「音は聞こえるのに、ことばとして聞きとれない」APD

耳は悪くないのに、なぜか聞きとれない

ケース1 「聞くのが仕事」のアナウンサーなのに聞きとれないAさん

Aさんは大学を卒業してテレビ局に就職し、ずっと憧《あこが》れていたアナウンサーの仕事につくことができました。

ところが、いざ仕事をしてみると、「耳が悪いのかな？」と思うことが増えました。現場からの中継リポートで、スタジオにいる司会者とイヤホンを通してやりとりしようとしてもよく聞こえないのです。「もしかしたら耳がおかしいのかも」と思い、耳鼻科を受診しましたが、聴力に問題はありませんでした。

よく思い返してみると、それまでにも雑音のあるところでは話が聞きとりにくいと感じることはありました。ですが、みんなそんなものだろうと思ってあまり気にしてこなかったのです。

そうした潜在的な聞きとりの弱さが、「聞くこと」が仕事のひとつになったことで、表面化したのでしょう。それでもAさんは「慣れれば大丈夫」と信じて仕事をつづけました。けれど、実際にテレビに出るときには、緊張も重なってます

ます聞きとりづらい状態に……。

とくに大変なのは、現場の中継で街頭インタビューをするときです。街頭の人たちの肉声を聞きながら、イヤホンからスタジオの司会者の話も聞きとり、場合によっては司会者からの質問を街頭の人に伝えたりしなくてはいけません。そこにディレクターからの指示も割り込んできたりします。

しかも、ほとんどの現場は自動車の走行音などの騒音下です。肉声もイヤホンからの音声もどちらもよく聞きとれず、頭が真っ白になりそうなこともありますす。なんとか推測力を働かせて話を聞きとっていますが、聞きとることにものすごくエネルギーを使ってしまいます。

なりたくてなったアナウンサーを辞めるつもりはありません。でも、そのうち大きなミスをしてしまうのではないかという不安をつねに抱えています。しかも、「話す」「聞きとる」ことがアナウンサーの仕事ですから「聞きとれない」とは周囲にいいにくいのです。聞きとれない理由がわからないため対処の仕方がわからず、ひとりで苦しい思いをしています。

Aさんのケースのように、社会に出て仕事をするようになってから「聞きとりにくさ」の症状に直面する人が増えています。

たとえば、あなたはふだん生活をしているなかで、このような経験がありませんか？

▼相手が自分に話しかけているのはわかるけれど、何をいっているのかわからないことがある。とくに声が不明瞭だったり、早口だとほとんど聞きとれない。適当に返事をするものの、いわれたことと応答が噛《か》みあっていないことも多く、「人の話を聞いてない」「天然系」とよくいわれる。

▼静かなお店での会食ならまだしも、まわりがガヤガヤしている居酒屋のようなところでは話がほとんど聞きとれない。適当に相槌《あいづち》をうって理解しているフリをするものの、みんなが盛り上がっているのを見るとひとりだけおいてけぼりで寂しい。

▼上司からの指示を聞き間違えたり覚えていなかったりして、指示とは違うことをして「人の話をちゃんと聞いているのか」としょっちゅう叱《しか》られている。

▼繁華街の雑踏の中では、隣の人の話がまったく聞きとれない。静かなところでも聞きとりにくいことがあり、とくにはじめて耳にするカタカナ語、たとえば「ショールーム」は「総務部」のように違ったことばに聞こえてしまい、意味がわからなくなる。

これらはＡＰＤ（聴覚情報処理障害）の人に多い事例です。

だれでも、騒音のひどい場所や疲れているときには、他人の話を聞きとりづらくはなります。ですが、こうした聞きとり困難な状況が四六時中あるとしたらどうでしょう。

おそらく「自分は耳が悪いのかな？」と考えて耳鼻科を受診する人がほとんどだと思います。しかし、「きっと聴力に問題があるはず」という予想に反して、「検査の結果は正常で問題ありませんよ。気のせいでしょう」などといわれてしまうと、いったい何がどうなっているのかと途方にくれてしまうのではないでしょうか。

このように、人知れず「聞きとりにくさ」に悩んでいる方たちはたくさんいます。

「耳は悪くないのに、なぜ聞きとれないのか」

その疑問に、これからお答えしていきます。

大人にも子どもにもみられるAPD

「はじめに」でもお話ししたように、APDは基本的には持って生まれた特性のことが多いです。ですから、APDの人には生まれたときから音声の聞きとりづらさがあり、「聞きとりにくさ」の症状は小さい頃からあらわれているものです。

しかし、実際には「ケース1」のAさんのように、**仕事をはじめてから「聞きとりにくさ」に気づく人がとても多い**のです。

これは、日本ではAPDのことがほとんど知られていないことや、海外にならってアクティブラーニング（生徒が自ら能動的に学ぶ学習方法）をとり入れるようになったといってもまだまだ少なく、学校の授業では受動的な内容、つまり対話でなく先生の授業を受け身で聞くスタイルが多いためです。

海外の研究報告ですが、APDの子どもの出現率は7パーセントとするデータや、学童期のなかでは2～3パーセントの子どもがAPDの症状を抱え、その男女比は2：1であるとする説があります。

一般的に難聴などの聴覚障害を抱える子どもは約0・1パーセントといわれていますか

ら、ＡＰＤの発生率は非常に高いことがわかります。

しかし、この数値はあくまで海外においてＡＰＤだと認識されている子どもの割合です。日本ではまだまだＡＰＤの認知度が低いため、子どものＡＰＤの実態もきちんと把握《はあく》できているわけではありません。まして、これまでほとんど知られていなかったのですから、**すでに成人している人のなかに、本当はＡＰＤだったという人がたくさんいても不思議ではありません。**

「うちの子はＡＰＤかもしれない」といって子どもにつき添ってこられたお母さんが、「もしかしたら自分もそうかもしれない」といいはじめ、調べたところＡＰＤだったというケースもありました。

ちなみに、**ＡＰＤに遺伝性があるかどうかはわかっていません。**遺伝子的にはまったく同じである一卵性の双子の兄弟のうち、ひとりがＡＰＤで、もうひとりは健聴だったという報告もあります。

その一方で、親子で特性が似ることがありますから、「聞きとりにくい」という特性が親子ともにあらわれることはあるかもしれません。ＡＰＤの方に「ご両親やご兄弟、あるいはお子さんに類似した行動傾向の方はいますか」とたずねると、たいてい「はい」という答えが返ってきます。

ただ、特性は類似していても、性格は似ていないということもあります。ですから、親子ともにＡＰＤであっても、症状も同じように出るとは限りません。

遺伝かどうかはさておき、潜在的にＡＰＤ症状を抱えている人は、子どもでも大人でも、もっとたくさんいることは間違いないと思います。実際、ＡＰＤの講演会をおこなうと「私もそうかもしれない」という人が１００人のうち１人か２人は必ずいます。

あとの項目で説明しますが、大人の場合は後天的にＡＰＤを発症することがあります。**子どもの頃はまったく問題なかったのに、大人になってある日突然「聞きとり困難」」**にな**る人がいる**のです。心理的な問題の場合には、突然起こることがあるからです。

したがって、ＡＰＤはだれにとっても他人《ひと》ごとではなく、自分自身やごく身近な人にいつ症状が出てきても不思議ではないのです。

ＡＰＤがこれだけ話題になっていることからも、そのことがうかがえるのではないでしょうか。

「自分（もしくは自分の子ども）はＡＰＤかもしれない」

そのように思う方は、まず、次のことをチェックしてください。ＡＰＤの大きな特徴は２つあります。

【APDの二大特徴】

聴力検査をしても異常は認められない

音声としては聞こえているのに、ことばとして聞きとれない

これまで聴力検査でひっかかったことのある人や、ことばだけでなく別の音も聞きとりにくいという人は、聞きとりにくさの原因は難聴である可能性が高いでしょう。**まずは耳鼻科で聴力検査をして、どの程度の難聴かを確認することをおすすめします。**難聴の場合には、補聴器を使うことで、他者とのコミュニケーションもとりやすくなります。

のちほどお話ししますが、難聴と認知機能には深い関わりがあることも指摘されています。高齢者になって難聴をそのまま放っておくと、聞こえにくいだけでなく、音の刺激や情報量が少ないことで脳の萎縮《いしゅく》や神経細胞の衰《おとろ》えが進み、抑うつや意欲の低下、認知症の発症にも関係することがわかっています。

大人向けのAPDセルフチェックシートと判定

聴力には問題がなく、APDの特徴2つともに当てはまるという人は、「はじめに」の後（11ページ〜）に掲載されている「聞こえにくさのチェックシート（大人用）」をおこなってみてください。

じつは大人向けのチェックシートというのは海外にもほとんどありません。多くの場合、子ども用のシートを利用しています。ですが、大人と子どもでは、症状の自覚の仕方も違います。近年、大人の方のAPD症状をみるたびに、大人向けのきちんとしたチェックシートの必要性を感じていました。

そこで、これまでの私の臨床研究と実践《じっせん》との経験から、海外で難聴者向けに用いられているSSQという質問紙の簡易版に加えて、心理的な問題などを反映するような項目を加えて作成したのが、このチェックシートです。

このチェックシートでは、聞きとりに関する16項目を、それぞれ11段階で評価します。項目は次の4つのカテゴリーに分かれています。

「音声聴取」……たとえば、テレビがついている部屋やガヤガヤしているレストランなど雑音の多い場所で、どのくらい聞きとれているか。

「空間知覚」……音がどこから聞こえている（音源定位）のか判断できるか。

「聞こえの質」……日常生活音など、音声以外の音はクリアに聞こえているか。

「心理的側面」……聞こえにくいことが心理的にどう影響するか。


このチェックシートを、聞こえに問題のない20〜30代の人と、難聴がないのに聞きとりにくさを感じているAPD疑いの人、それぞれ約100人の方におこなってもらいました。その結果、次のことがわかりました。

【「聞こえにくさのチェックシート」の判定】
・総合点が109点を下回っている場合には、APD症状を抱えている可能性がある
・この点数が低くなればなるほど、APDの症状が強い

カテゴリーごとに、APDの人とそうでない人との結果を比べてみます。

「空間知覚」（設問5〜8）と「聞こえの質」（同9〜12）の項目では、その差は小さくなります。つまり、APDの人は聴覚障害の方とは違って、**環境音や音の方向などを知覚することに大きな問題はない**ということです。

しかしながら、「音声聴取」（同1〜4）では、APDの人の点は大きく低下します。このことから、**音声のみに聞きとりにくさを感じている**ことがわかります。

また「心理的側面」（同13〜16）ではその差が大きくなります。APDの人は、**聞こえにくいことでつらい思いをしている**ということがわかります。

なお、聞こえの質を評価する項目すべてが低かった場合には、難聴が疑われます。すでに検査を受けて聴力には問題はなかったという人も、念のため再度、聴力検査を受けたほうがいいかもしれません。補聴器を使うほどでない軽い難聴や片耳の難聴であっても、聞きとりには影響するため、聴力検査の最新結果を確認することをおすすめします。

子ども向けのAPDチェックリストと判定

次に子ども（低年齢児〜小学校低学年くらいまで）向けのAPDチェックリストです。

親御さんがお子さんの様子をみたり、学校の先生に様子をきいたりして、あてはまる項目にチェックをつけてください。

1　難聴の生育歴を持っている
2　耳の炎症《えんしょう》の病歴を持っている
3　学習時間の半分もしくはそれ以上の時間、聴覚的な集中がつづかない
4　指示を注意深く聞いていない、指示をくり返さなければならないことがよくある
5　「え？」または「何？」ということばを一日に少なくとも5回あるいはそれ以上いう
6　数秒程度の音刺激にも集中できない
7　集中力のつづく時間が短い
8　空想にふける、注意力がそれる、それが一度ではない
9　背景の音がするとすぐに気が散る
10　発音の学習が困難である
11　音の識別に関して困難を感じたことがある
12　何といったか数分で忘れてしまう
13　日々の簡単な決まりきったことを覚えられない

14 先週、先月、昨年など、以前に聞いたことを思い出すことに問題がある
15 聞いたことがあることの順序性を思い出すことが困難である
16 音源の方向を特定するのが困難だったことがある
17 しばしばいわれたことを間違って理解している
18 その年齢／学年の言語力を考えても、多くのことばが理解できていない
19 聴覚を通しての学習がうまくいかない
20 文法、語彙《ごい》など、ことばの問題がある
21 発音に問題がある
22 聞いたことと見たことを関係づけることができない
23 学習意欲に欠ける
24 音声刺激に対する反応が遅い、もしくは遅れる
25 1つ以上の科目で平均以下の成績のものがある

聴覚研究者であるフィッシャーにより作成されたチェックリストです。25項目からできていて、弁別《べんべつ》、識別、理解、注意、記憶、定位、動機づけ、過敏などの13カテゴリーに対して、それぞれに1～3項目つくられています。

判定方法は、該当しなかった項目について百分率であらわします。

たとえば、25項目のうち20項目が該当したとすると、5項目は該当しなかった項目ということになります。そこで「5÷25＝20パーセント」が得点になります。

一般的に、**72パーセント以下であった場合にはAPDが疑われる**ようです。

しかし、フィッシャーのチェックリストでは項目の特性が広く、聞こえに関係する項目が少なく、どちらかというと発達面の問題を抽出《ちゅうしゅつ》しやすいという特徴があります。また、APDと診断される子どもの場合には環境に影響されることから、さまざまな環境を想定した質問紙にする必要があるともいわれています。このほか、小川征利先生作成の聞こえの困難チェックリストがあります。

とはいえ、子どもの場合には、聞こえの問題が発達や学習にも影響することから、こうしたチェックリストである程度APDの可能性を推定したうえで、細かな評価をすることは大事だと思います。

症状は同じでも背後にある要因が異なる

APDを抱える人たちには共通する症状があります。言語聴覚センターに来院された約

100人の問診項目で、多く訴えのあった症状について取り出しました。そして、APD症状を抱える24人にその症状がみられるのかどうかをたずねた結果は、次のとおりです。

・雑音の中で聞きとるのが困難　87・5％
・耳のみで指示を理解するのが困難　95・8％
・耳のみで覚えるのが困難　100％
・複数人との会話が困難　79・2％

この結果からわかることは、やはり「聞きとりにくい症状」はどの人にも同じようにあらわれてくるということです。しかし、**同じ症状を持っているからといって、同じ要因からその症状が出てきているわけではない**のです。

たとえば、「雑音の中で聞きとるのが困難」という同じ症状でも、

「雑音が気になって聞きとれない（静かなところならば聞きとれる）」タイプ
「相手の話に集中していても、途中で話がわからなくなってくる（静かなところでも、聞きとりにくいことがある）」タイプ

に分かれるなど、細かくみていくと少しずつ違いのあることがわかります。そうした症状の違いから、その人のＡＰＤのタイプをある程度、見分けることができます。

ＡＰＤのタイプによって症状や対処法も違ってきますので、どのような要因が自分の症状に関係しているのか考えてみてください。

第1章

「聞こえる」しくみ

——難聴とAPDの違い

「聞こえる」と「聞きとる」は違う

私たちは、ふだん、たくさんの音を聞きながら生活をしています。たとえば、風の吹く音や草木のざわめき、鳥のさえずり、自動車の行き交う音、自分やだれかの歩く靴音、立ち話をしている人の声……。静かに思える室内でもエアコンや冷蔵庫の音、衣擦《きぬず》れの音、時計の秒針が刻む音、雑誌や新聞をめくる音など、日常生活はたくさんの音であふれています。

それらの音すべてを等価値に受けとっていたら、音の洪水《こうずい》に流されておかしくなってしまうところですが、**私たちは無意識にそれらの音を聞きわけ、そのなかから意識的に聞きたい音だけを聞きとっています。**

つまり、**「聞こえる」のと「聞きとる」のとは、別次元のこと**なのです。

「聞く」ということばを漢字で考えるとわかりやすいかもしれません。本書では便宜上「聞く」と表記していますが、本来「きく」は「聞く」と「聴く」の2つの漢字であらわします。「聞く」とは耳に入ってきた音が自然に聞こえてくること、「聴く」は傾聴して音を積極的に聞きとること、という違いがあるといいます。

音を「聞く」と、耳が音を聴覚情報としてとらえ、それを聴神経《ちょうしんけい》（聴覚を受け持つ神経）が脳へと運び、大脳がインプットされた情報を仕分けして理解し認知することで「聴く」ことが成立します。

耳で音を「聞く」
←
聴覚情報として脳へ
←
脳が情報を認知
←
「聴く」が成立（＝聞きとる）

もう少し細かくいえば、環境音も機械音も楽器の音も人の話も、耳に入ってきた時点では、すべて物理的には音（音波《おんぱ》）という同じ聴覚的な情報でしかありません。その**聴覚情報**を脳が受けとってはじめて音になり、さらに高度な処理をすることで、波の音やエンジン音、音楽、ことばという具合に区別されて、**認知される**のです。

それでは、私たちはどのように音を聞き、その音をことばや音楽として理解していくのでしょうか。

聴覚情報がどのように処理されるのか、そのしくみを知ることは、ＡＰＤを理解するうえでとても重要です。とはいえ、脳の機能のなかでも、視覚情報を扱う部分に比べて聴覚情報を扱う部分はまだまだ不明な点がたくさんあります。いまの時点でわかっていることを、できるだけわかりやすく説明したいと思います。

音とは何か

「聞きとりにくい」といった場合に、どのような音の種類が聞きとれないのか、を考えられるよう、まず「音」についてお話しします。

「音」とは、振動（揺れ）が空気中を伝わることでできる目には見えない波（音波）です。音源（振動を起こすもの）がなければ音は発生しませんし、空気や水など振動を伝えるものがなければ音は聞こえません。

音源から音の波が空気中を伝わる様子は、池の水面《みなも》に舞い落ちた木の葉の周囲に波紋《はもん》が広がっていくのを想像していただくとわかりやすいかもしれません。

また、ひとくちに「音」といっても、さまざまな種類があります。**人の声や犬の鳴き声、物音などが異なった音に聞こえるのは**、それぞれの音波が固有のものだからです。つまり、**波の形が違う**のです。

音の違いをあらわす３つの要素として「高さ」「大きさ（強さ）」「音色《おんしょく》」があります。「高さ」と「大きさ」は、「聞こえ」に欠かせない要素であり、「音色」は「ねいろ」ともいい、物音や人の声の違いなどの特徴を示す要素です。

「音の高さ」は振動の回数によって決まります。空気が1秒間に振動する回数を周波数といい、ヘルツ（Hz）という単位であらわします。たとえば、１秒間に１回振動すると１ヘルツ、10回振動すると10ヘルツです。**振動が速く周波数の数値が大きくなるほど高音となり、振動が遅く周波数の数値が小さいほど低音となります。**

私たちが聞くことのできる音の範囲を可聴《かちょう》範囲（聴野《ちょうや》）といい、20〜2万ヘルツまでの音を聞くことができるといわれています。ちなみに、人の話し声は５００〜４０００ヘルツを中心に分布していて、聴力検査では、１２５〜８０００ヘルツまでの７つの周波数での聴力を測ります。

「音の大きさ（強さ）」は、振動によって押し出されることで生じる空気の圧力の変化量によって決まります。この圧力を「音圧《おんあつ》」といい、一般に単位としてはデシベル（dB）を用いています（マイクロパスカル〔μPa〕も使われる）。**デシベルの数値が大きいほど大きな音**になります。普通の会話は40〜60デシベル、電車の中は80〜１００デシベル程度の音がしているといわれます。

難聴がある場合には、その程度をこのデシベルを用いてあらわします。60デシベルの難聴、といった場合には、60デシベル以下の小さな音は聞こえず、60デシベルの音がようやく聞こえるか聞こえないかの境目、すなわち聞こえはじめ、となります。

「音色」は、音の高さや大きさと違って、物理的に「こう」と決めることがむずかしい要素です。人の声でいうと、いわゆる「声の質」にあたる部分を指します。物理的には同じ高さや大きさでも、その人ごとに声の出し方が異なるために、人それぞれに違った特徴を感じると思います。

平たくいえば、同じ「はい」という返事でも、Aさんと Bさん、Cさんとでは異なって聞こえますね。音色の感覚は、まわりの環境や聞く人の心理状態など複雑な要素の影響を受けます。

図2 音とはどういうものか

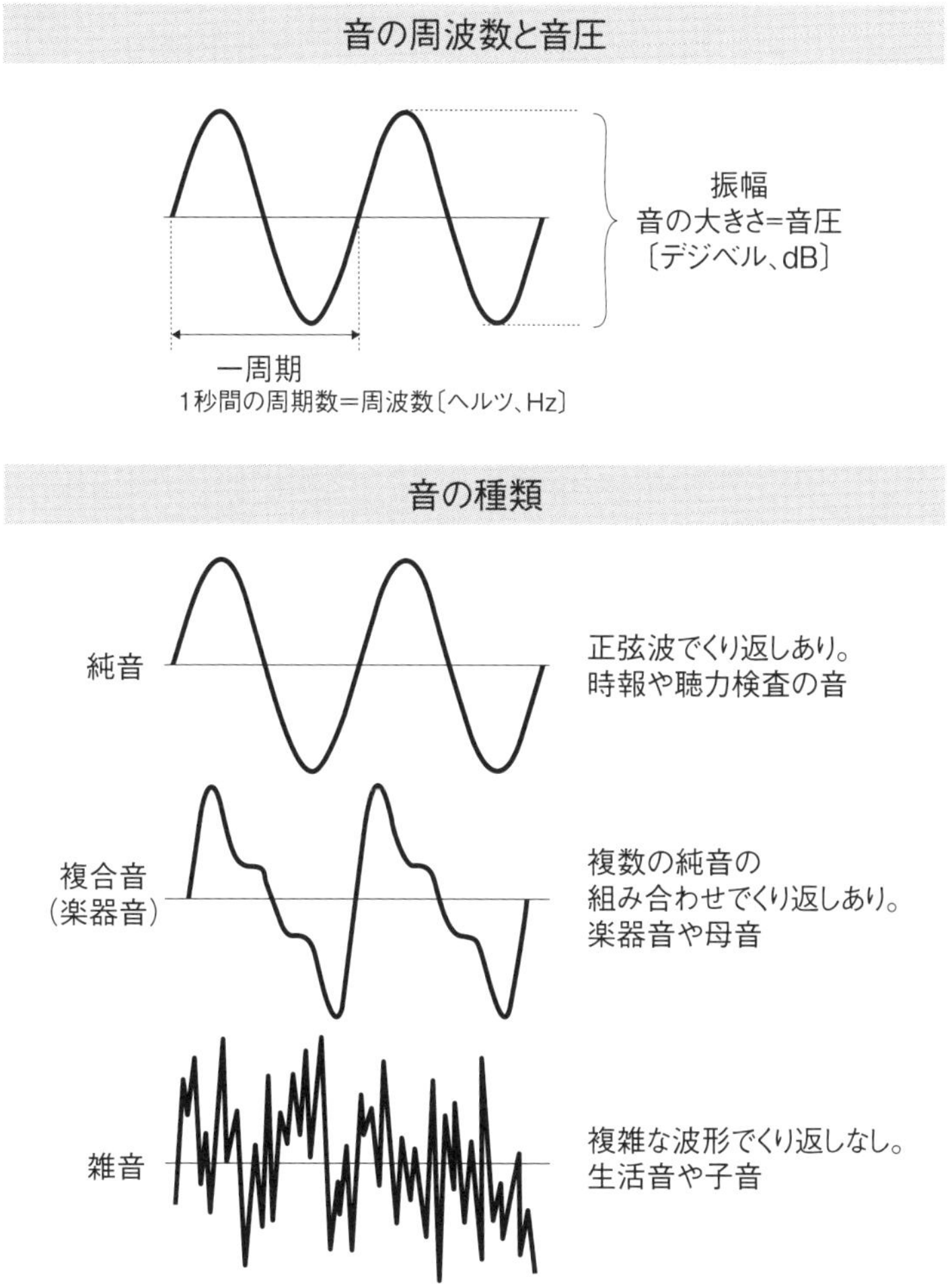
音の周波数と音圧
振幅
音の大きさ=音圧
〔デジベル、dB〕
一周期
1秒間の周期数＝周波数〔ヘルツ、Hz〕
音の種類
純音
正弦波でくり返しあり。
時報や聴力検査の音
複合音
（楽器音）
複数の純音の
組み合わせでくり返しあり。
楽器音や母音
雑音
複雑な波形でくり返しなし。
生活音や子音

さて、私たちがふだんの生活の中で自然に聞いている音は、一定の高さでも強さでもありません。さまざまな高さ、強さの音波が重なりあってできています。

こうした音波の波形の違いによっても、音は大きく「純音」「複合音」「雑音」の3つに分けられます。

もっとも単純な波状の線（正弦《せいげん》曲線または正弦波という）であらわされる音が「純音」です。たとえば、ラジオや電話の117番で聞くことのできる「ポッポッポッピー」という時報が純音です。聴力検査にも用いられます。

これに対して、いくつかの純音の組みあわせによる複雑な波形がくり返す音が「複合音」です。楽器の音や音声における母音《ぼいん》部分（ア・イ・ウ・エ・オ）は複合音です。

たとえば、楽器によって同じ音程なのに音色が違うのは、波の形の違いによります。フルートは純音の正弦波に近いシンプルな波形をしていますが、バイオリンやギターはノコギリの刃のようなギザギザした波形、クラリネットは90度角に曲がる四角い波形をしています。

さらに、複雑な波形でなおかつ複合音のように、規則的なくり返しもない音が「雑音」です。実際に私たちが生活の中で自然に聞いている多くの音や、音声の子音《しいん》部分のほとんども雑音です。

音を受けとる耳のしくみ

それでは、音を知覚する器官である耳の構造と働きについて簡単にお話しします。ここでは大まかな理解のために記載していますが、さらにくわしく知りたい場合には医学書を参照してください。

「耳」というと、ほとんどの人は顔の横についている部位（耳介《じかい》）を思い浮かべると思います。ですが、この部分は耳という器官のほんの一部にすぎません。

次ページ図3のように、**耳は「外耳《がいじ》」「中耳《ちゅうじ》」「内耳《ないじ》」の大きく3つのパートからできており、それぞれ異なる役割を果たしています。**

【外耳】——音を集める

耳の入り口である耳介から耳の穴（外耳道《がいじどう》）を通って鼓膜《こまく》までをいいます。外耳は音を拾い集め、中耳に伝える役割をになっています。私たちは音を通じてさまざまな外界の状況を認知していますから、外耳の集音機能は重要です。

図3 耳の構造

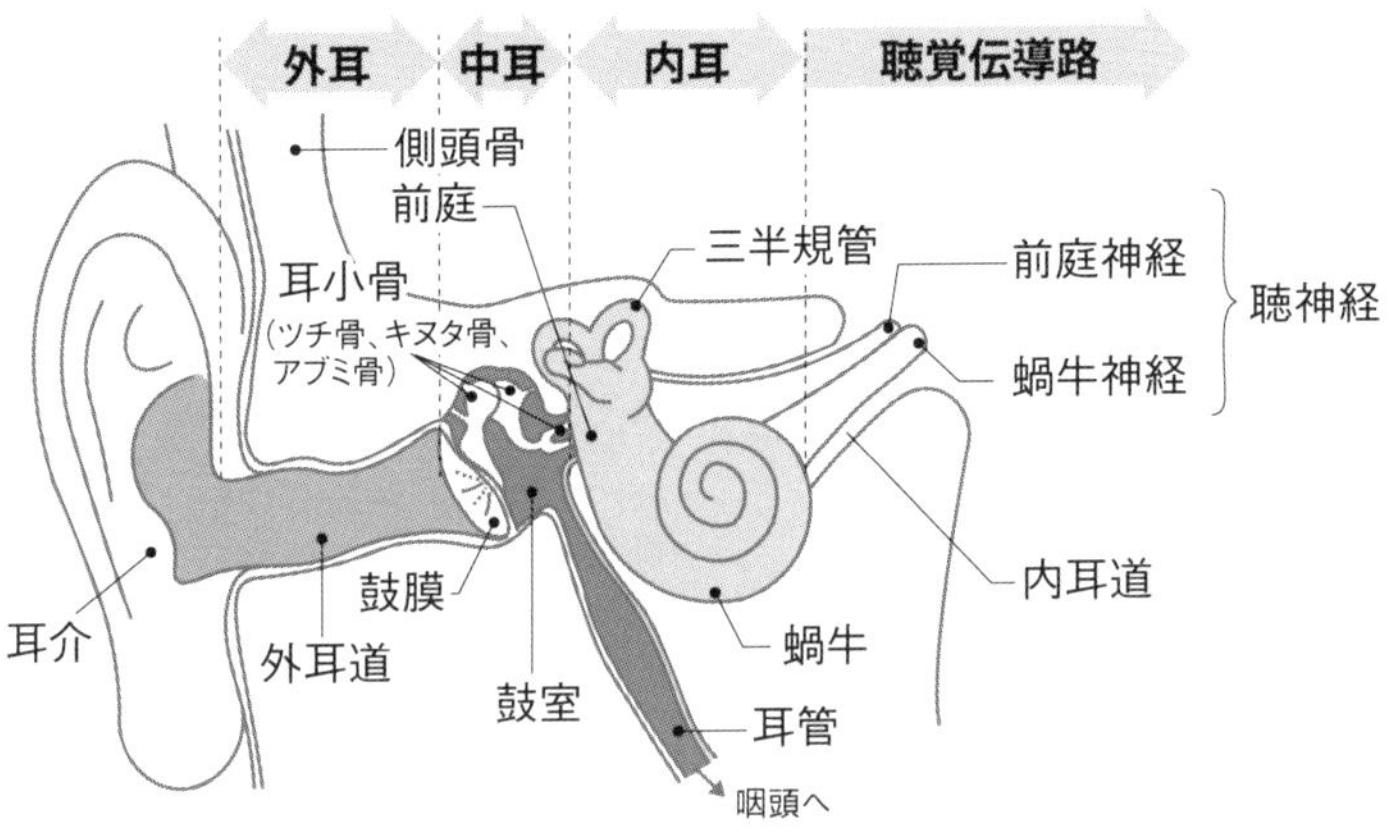

耳介が前を向いて開き、でこぼこした形をしているのは、音を集めやすく、なおかつ、音の方向を定めやすくするためです。

耳介によって集められた音は、耳の穴の中を通る外耳道へと入ります。外耳道の奥は鼓膜によって閉じられているため、筒状の共鳴管の構造になっています。トンネルの中で叫ぶと声が響くようなイメージです。外耳道はことばの聞きとりに大切な子音の周波数である2000〜4000ヘルツの音をもっともよく増幅《ぞうふく》するようできています。

【中耳】――音を増幅する

鼓膜の奥の空間です。音は外耳道で増幅されながら耳の奥へと伝わり、外耳と中耳との境目にある鼓膜を振動させます。鼓膜は厚さ

0・1ミリの薄い膜で、中心部がくぼんだスピーカーのような形をしており、振動を集めやすくなっています。

鼓膜の内側の空間（鼓室《こしつ》）には、人間の体の中でももっとも小さい骨である3つの耳小骨《じしょうこつ》（ツチ骨《こつ》、キヌタ骨、アブミ骨）が並んでいます。耳小骨には鼓膜の振動を効率よく増幅するしくみがあり、内耳へ伝えています。

ちなみに鼓室には、上咽頭《じょういんとう》（鼻の奥にあたる部位）につながる「耳管《じかん》」という小さい管があります。耳管はふだん閉じていますが、ものを飲み込んだり、あくびをしたり、耳抜きをしたときなどに開いて、空気が鼻へと流れようになっています。

たとえば、飛行機の離着陸時には耳が詰まったようになり、耳抜きをすると楽になります。このように外の気圧が変化した際に耳管が開くことで、鼓室と外気の気圧差を解消して、鼓膜が破れたりするのを防いでいます。

【内耳】――情報に変換する

中耳よりさらに奥にある、骨に埋まった部分で、「蝸牛《かぎゅう》」「三半規管《さんはんきかん》」「前庭《ぜんてい》」という3つの部位からできています。このうち音を感じとるのは蝸牛で、三半規管と前庭は平衡《へいこう》機能をつかさどる器官です。よく知られているように、耳は聴覚だけでなく、体のバランスを保つ働きもになっているのです。ここでは聴覚をみていきます。

蝸牛は聴覚の本体ともいえる器官で、その名のとおりカタツムリのような巻貝形をしており、中はリンパ液で満たされています。中耳で増幅された音は、このリンパ液を振動させて、らせん状の蝸牛内部を上って下りていきます。

蝸牛の中を通る蝸牛管《かぎゅうかん》には、その振動を感受する「コルチ器」という感覚器官があり、ここに並んでいる「有毛《ゆうもう》細胞」の毛が揺れ動くことによって、振動が電気信号に変換されます。こうして電気信号化された音の情報は、蝸牛神経を介して脳神経へと伝わっていきます。

「聴覚伝導路」を通って大脳へ

内耳から出た蝸牛神経は、図4のように脳幹《のうかん》（脊髄《せきずい》と大脳とをつなぐ、大脳の幹《みき》にあたる部分。延髄《えんずい》、橋《きょう》、中脳からなる）や視床《ししょう》（大脳の中心部にある）などを通りながら聴覚情報の司令塔である大脳皮質《だいのうひしつ》にある「聴覚野《ちょうかくや》」（71ページ図5参照）という領域にいたります。頭部を外から見て、聴覚野はちょうど耳の上あたりの頭蓋《とうがい》内にあります。その進路を「聴覚伝導路《ちょうかくでんどうろ》」といいます。

図4 脳の構造

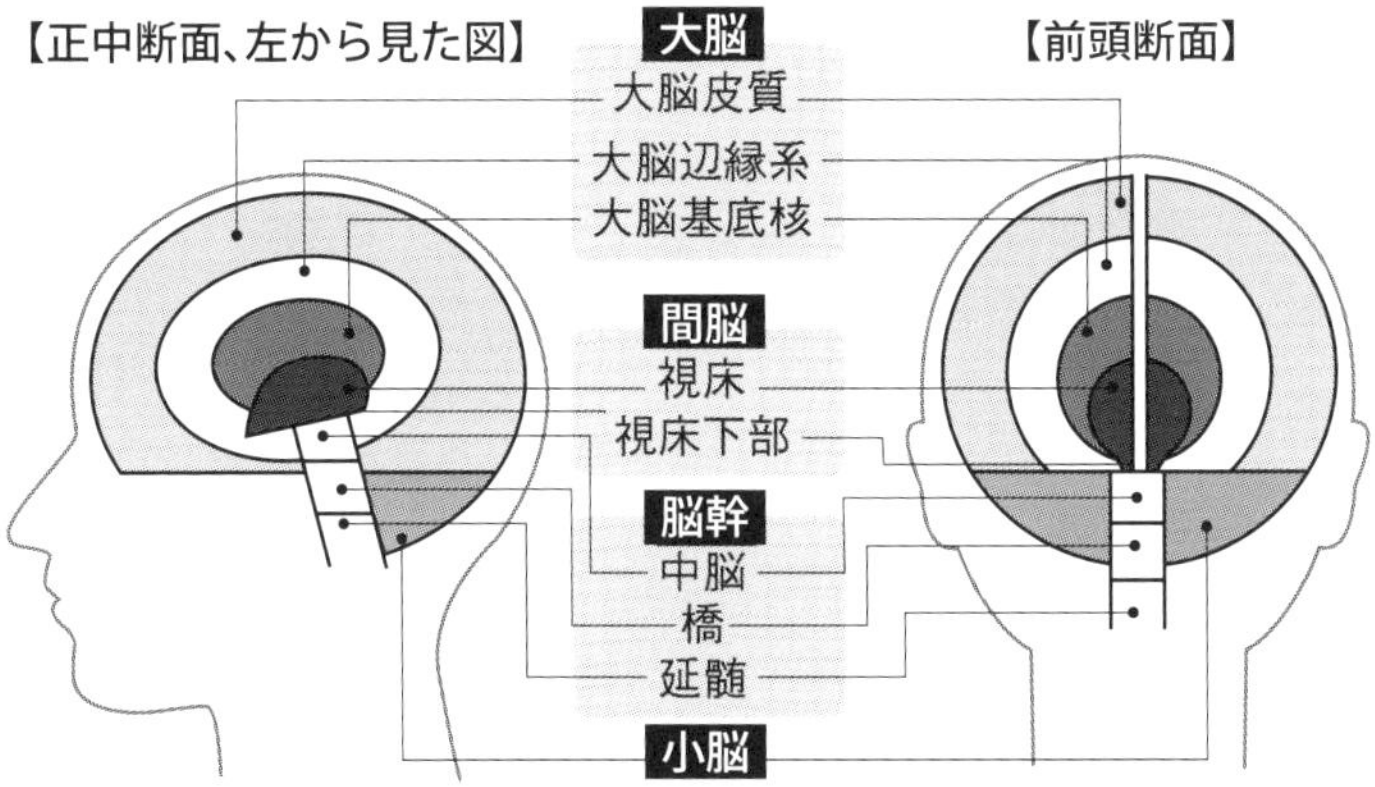

左右の耳から出た聴覚伝導路は、途中で何度も交叉《こうさ》しながら聴覚野へと向かって上行していきます。その途上、蝸牛神経核、上オリーブ核、下丘《かきゅう》などさまざまな神経核（神経回路の分岐点・中継点）を通過しています。

音を識別したり、音声からことばをくみとってその意味を理解したり、聴空間（音が聞こえてくる方向や距離などの空間知覚）を認知したりするのは大脳ですが、音としてインプットするまでには、このように複雑な経路をたどっています。

聴覚から得られる情報そのものが複雑で、その処理をするにあたってはさまざまな脳機能との連携が必要だからです。だからこそ、ほかの感覚系に比べて聴覚は、いまだに未解明な部分が多いといえるのです。

こうして聴覚伝導路によって運ばれた音の情報を聴覚野が受けとってはじめて、音の情報は「音」として認知されます。つまり、「聞こえる」ようになるのです。

難聴とは「耳」と「聞こえ」の問題

耳のどこかに障害が起こり、聞こえにくい状態になることを難聴といいます。

難聴には、突発性難聴のように突然に起こるものと、加齢性難聴のように加齢にともなってゆっくりと進行するものとがあります。

また、障害される耳の部位によって2つに分けられます。外耳や中耳の異常によって起こる「伝音《でんおん》難聴」、内耳や聴神経に問題がある「感音《かんおん》難聴」です。

【伝音難聴】——外耳・中耳の障害

外耳道に耳あかがつまっていたり、中耳炎《ちゅうじえん》にかかっていたり、外傷などで鼓膜に穴があいていたりすることで、**音の振動が効率よく内耳まで届かないことが原因**です。

外耳《がいじ》道炎《どうえん》や急性中耳炎などによる一次的な症状の場合には、たいてい治療で改善します。慢性《まんせい》中耳炎や耳《じ》硬化症《こうかしょう》（内耳に振動を伝えるアブミ骨の動きが悪くなる病気）などの場合にも、手術などによる治療が可能です。また、治療がむずかしい場合でも、内耳以降は正常なので、補聴器を使って適切な音を内耳に届けることで「聞く」ことが可能です。

【感音難聴】――内耳・蝸牛・聴神経の障害

感音難聴は、内耳以降の問題で生じる難聴です。多くが内耳の蝸牛の障害が原因です。症状としては、聞こえにくいだけでなく、ことばがはっきりしないのです。これは、**内耳から聴覚情報が正しく送られないから**です。

感音難聴の**原因は、先天性と後天性の2つ**に分けられます。

先天性難聴は、遺伝子異常または胎児《たいじ》期の発達異常などが原因です。難聴の原因となる遺伝子は多数見つかっており、遺伝性難聴はもっとも多い先天性の異常です。難聴に対する遺伝子スクリーニング検査は２０１２年から保険適用となっています。

後天性の難聴には、たとえば、爆音など物理的に大きなエネルギーの刺激を受けて内耳の蝸牛の有毛細胞が傷ついたり、加齢によって蝸牛や聴神経が老化したりと原因はさまざまです。

基本的に、感音難聴は医学的には治療がむずかしいため、補聴器により聞こえを補います。また、重度難聴の場合は、内耳の細胞の代わりとなる人工内耳（内耳に電極を埋め込んで、聴神経を刺激する機器）の手術をおこなうことで聞こえが戻ることがあります。

ここまで見てきたように、難聴というのは音の情報を集めて脳に伝えるまでの問題です。

したがって、**音は問題なく聞くことのできるＡＰＤでは、ここでお話しした耳そのものの機能に異常はありません。**「聞きとりにくい」という症状は同じであっても、難聴とＡＰＤとが違うのは、その点です。

そして、末梢《まっしょう》レベルで音を拾ってくる力の弱い難聴の方のほうが、はっきりしない音を聞いているため、より音声を聞きとるのは困難だと思われます。

「聞こえ」に不安があるならまずは聴力検査を

「話が聞こえにくい」と自覚していたり、子どもの様子から「どうも人の話を聞いてないな」と感じているなら、**まずは耳鼻科での診察と聴力検査をしてください。**急性の伝音難聴の場合には、早期発見・早期治療が大切です。ことばだけでなく別の音も聞きとりにくいという場合も、やはり聴力に問題がある可能性があります。

またその際、日常的に大音量で長時間音楽などを聞いているか、ライブハウスなどで一時的に強大音を聞いたかなど、日常での聞きとりに関係する習慣や経験があれば、伝えるようにしてください。

聴力検査は、APDかどうかを判断するうえでも欠かせません。APDでは耳自体には異常がないことが診断のための基準になるからです。

耳鼻科ではおもに次のような検査がおこなわれます。

【純音聴力検査】

一般に聴力検査という場合、この検査のことを指します。聴力検査のなかでもっとも基本的な検査です。

検査の目的は、**聞こえの程度と、聞こえにくさの原因を判断すること**です。

周囲の雑音を遮蔽《しゃへい》した防音室内でヘッドホンを両耳に当て、１２５〜８０００ヘルツまでの７種類の高さの異なる音の聞こえを調べます。左右別々に検査をおこない、聞こえるもっとも小さな音の大きさ（最小可聴閾値《かちょういきち》）を調べます。この検査によって難聴があるかどうか、および難聴の程度がわかります。

難聴の程度（聴力レベル）はdBHL（デシベル・エイチ・エル）という単位であらわし

ます。聴力レベルに応じて、軽度、中等度、高度、重度の４つのカテゴリーに分類されます。ちなみに、一般的な聴力正常な大人の聞こえは０dBHL となり、それより少しだけ大きい10 dBHL の音（かなり小さな音）も聞こえます。

▼軽度難聴……聴力レベル25〜39 dBHL

会話する声の大きさであれば聞きとれますが、小さな声の聞き逃しがあります。また、騒がしい環境での会話の聞きとりがむずかしくなります。

▼中等度難聴……聴力レベル40〜69 dBHL

大きめの声でなければ聞きとれません。会話を聞きとるうえでは、補聴器を装用すると効果的です。

▼高度難聴……聴力レベル70〜89 dBHL

大きめの声でも聞きづらく、自動車の強大音などがわずかに聞こえるレベルです。高出力の補聴器の装用だけでなく、話をする人にははっきり話してもらう必要があります。大人であれば、人工内耳の適用になることもあります。

▼重度難聴……聴力レベル90 dBHL 以上

補聴器をしても聞きとりがむずかしい場合が多くなるため、読唇《どくしん》により聞こえを補う必要があります。そのほか手話を使う場合、あるいは人工内耳の手術をする場合と、個々での選択はさまざまです。

【語音聴力検査】

文字どおり、**ことばの聞きとりの程度を調べる検査**です。

日常会話で使われる語音「あ」とか「い」とかいう語音や数字を使い、検査語音の音の大きさごとに、何パーセント正しく聞きとれるかを調べます。

外耳道や鼓膜、耳小骨などの異常による伝音難聴では、音さえ強ければほとんど100パーセントことばを聞きとることができます。

蝸牛やそれより後の経路に異常のある感音難聴では、ことばの聞きとりは0～100パーセントまで個人差が大きくなります。

聴力は30代から低下する

聴覚の衰《おとろ》えは、30代から徐々にはじまるといわれます。

先に、人間が聞きとれる周波数（音の高さ）は20～2万ヘルツと書きましたが、**加齢による聴力の低下は一般的に高音域からはじまります。**30代のうちはほとんど自覚することはありませんが、高音域の聴力レベルは確実に下がっています。一時期、若い人しか聞こえない音として話題になったモスキート音は、聴力検査では検査できない高周波の音で、年齢が高くなるほど高い周波数の音が聞こえにくくなります。

加齢にともなう聞こえの悪さはだれにでも起こりますが、聞こえが悪くなる時期や聞こえの程度は個人差が大きいものです。

一般的には、60～64歳で難聴となる人が徐々に増加し、65歳以上で急増するとされています。

こうした加齢以外の原因がないものを「加齢性難聴」と呼びます。おもな原因は、蝸牛にある有毛細胞が老化してその数が減少したり、毛が抜け落ちたりすることです。有毛細胞が障害を受けると、音の情報をうまく脳に送ることができなくなります。

加齢性難聴では、聴力が低下するだけでなく、ことばの聞きとりも悪くなります。この原因としては、聴力の低下だけでなく、内耳から脳に音を伝える神経経路になんらかの障害が起きていたり、物事に注意したり覚えたりするような認知機能が低下することも影響するといわれています。人によって、これらの原因の組みあわせが異なるとされています。

そして加齢性難聴の場合には、**時間情報に追従する力（時間分解能という）も弱くなる**

ため、早口で話されたことばや雑音の中での聞きとりも悪くなります。

聞きにくさがあると、人との会話がむずかしくなり、さらには会話を避けるようになります。この結果として、心理面や社会的側面に大きな影響をおよぼし、しだいに社会生活から遠ざかって孤立しがちになります。うつ状態になって生活の質が低下し、その結果、認知機能にまで影響を受ける、という悪循環におちいることがあるのです。


最近では、難聴への適切な対処は、認知症を予防しうるといわれるようになりました。加齢性難聴の根本治療はありませんので、補聴器は第一にとり上げられる対処方法になります。適切な利用が認知機能の維持《いじ》につながったとする報告もみられています。

しかし加齢性難聴を抱える方で、補聴器を使用している人は約４割ですので、補聴器を使えるようにしていくことは大切です。

ただ、高齢の方々が、補聴器をつけるだけで会話ができるようになるとはいえません。高齢になると、大きな声で話されるとかえって声が響いてしまってよく聞きとれません。また、はっきりしない声や早口の声は、補聴器で変えることはできないのです。

このため、**高齢の方々との会話では、まわりの家族や友人が、はっきりゆっくり話すこと、高齢の方の理解を確認しながらすすめていくことが大切**です。高齢の方々にも、いくつになっても会話を楽しむという意欲と努力を持っていただきたいと思います。

ケース2　高齢になって急に聞きとれなくなったFさんはAPD？

70代のFさんは「最近になって聞こえ方が変わった。でも、明らかに難聴ではないからAPDにちがいない」と主張されます。ですが、聴力検査の結果は中等度難聴で、補聴器を装用しないと会話の聞きとりがむずかしいレベルです。

そこで「まず補聴器をしてみましょう」とおすすめしても、Fさんは「難聴もあるかもしれないが、自分は以前に比べて明らかに聞きとりが悪くなり、APDだから検査をしてほしい」と強く訴えます。

お話をうかがってみると、Fさんは交通事故後に聞こえにくくなり、聴力検査の結果では、年齢相応程度であったため、事故の影響とは考えられないといわれていました。

聴力検査の経過を観察していると、事故1年前の結果より、事故直後の結果では聴力が低下しており、事故直後と事故後1年経った結果では、ほとんど変わりがありませんでした。

Ｆさんの場合、ＡＰＤというより事故による直接的な聴力への影響が大きい可能性が高く、事故後に受診した耳鼻科で再度診察を受けることになりました。

一般に、50歳を越えると加齢性難聴の影響が少しずつ出てきますし、認知機能も衰えてきます。このような場合、ＡＰＤの検査をしても加齢性難聴の影響が大きく、ＡＰＤかどうかはわからないのです。

高齢の方の場合には、加齢性難聴としての対応で、先にお話しした補聴器の装用や人との会話での留意点をご本人、そしてご家族に考えていただくことをおすすめします。

第2章

「聞きとれる」しくみ

——注意と記憶がカギ

音声をことばとして「聞きとる」のは脳

第1章で、「聴覚器官である耳は音情報を脳へと伝えるのが役割であり、脳がその情報を音として認知してはじめて『聞こえる』状態になる」と説明しました。

それでは、**脳ではどのように音声をことばとして理解していくのでしょうか**。これまでの研究によって、脳のどの部位がどのような働きをしているかはかなり明らかになっています。

私たちの体はほぼ左右対称にできていて、手足や耳、目など2つずつそろっている器官がたくさんあり、大脳もまた左右に分かれています（右半球、左半球）。2つずつある器官のうち、聴覚や視覚などの感覚神経や手足の運動神経などの中枢《ちゅうすう》は大脳の左右両半球にあります。

音声（聴覚情報）についても、それぞれの耳から入ってきた情報は神経を通じて大脳の左右両半球に入っていくのですが、反対側に向かう神経経路のほうが太いのです。そのため、**音の情報は入ってきた耳と反対側の脳で処理されやすくなります**。

図5 聴覚に関係する脳の部位（左半球側面）

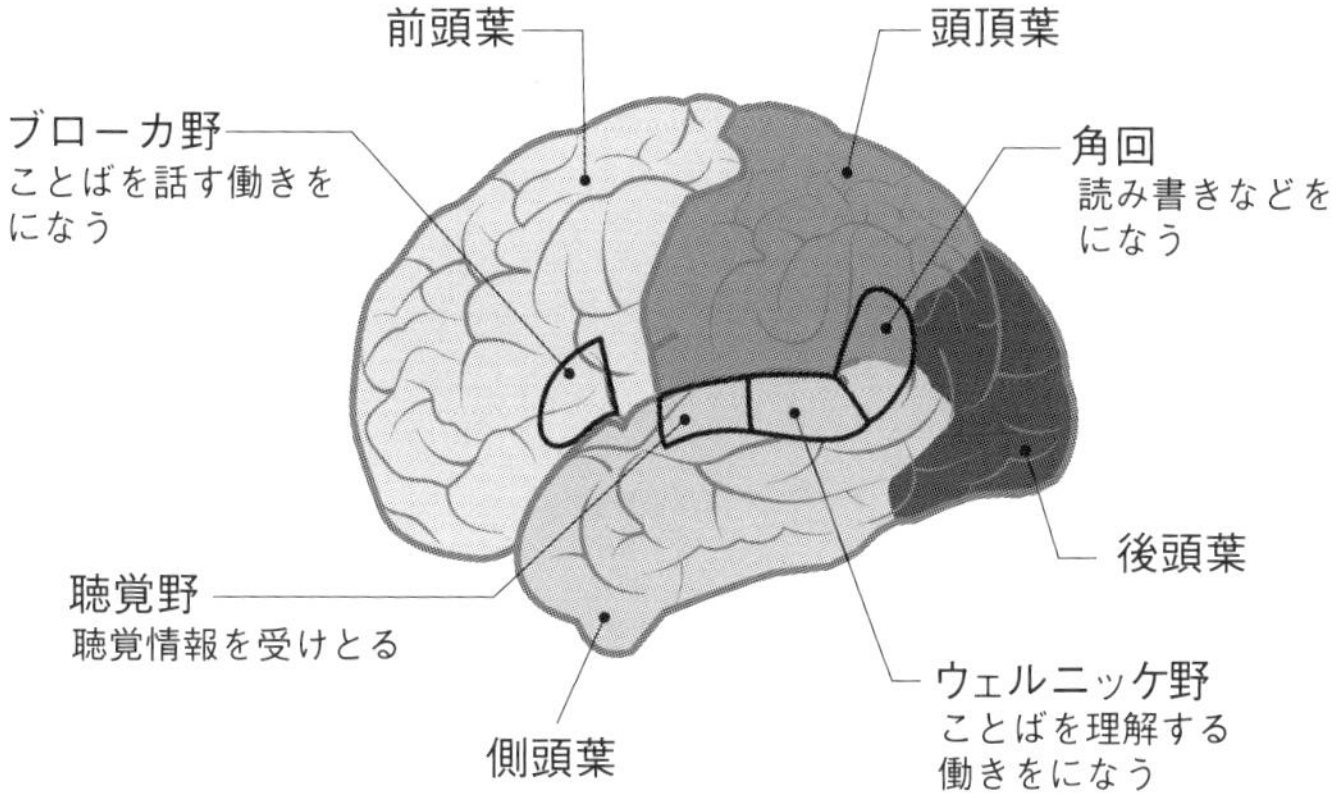

聴覚情報を処理するのは、大脳の左右両側（側頭葉《そくとうよう》）にある「聴覚野《ちょうかくや》」と呼ばれるところです（図5）。聴覚野には一次聴覚野と二次聴覚野があります。

そして、ほとんどの人の左脳の聴覚野の近くには、ことばを理解する感覚性言語中枢である「ウェルニッケ野《や》」があります（右利きの人の場合は反対側の左脳にあるのがほとんどですが、左利きの人の場合には、左脳にあるのは6〜7割程度です）。

ですから、聴覚野が事故や脳梗塞《のうこうそく》などによる脳損傷でダメージを受けると、耳の機能や聴覚伝導路には問題がなく音は聞こえている状態でも、ことばの知覚がまったくできなくなってしまいます。「語《ご》聾《ろう》」といって、聴覚には障害はないのに人の話し声が外国語のように聞こえて、相手の話を理解できなくなってしまうのです。

また、それとは異なり、ことばは聞きとれても、環境音だけが知覚できなくなる「環境音失認」、さらには音楽を音楽として理解できなくなる「感覚性失音楽」などを生じることもあります。

このことからも、**音の情報を仕分けてそれぞれの意味を理解し認知するのは、耳ではなく脳の機能である**ことがわかります。


それでは、聴覚野はどのようなシステムで聴覚情報を処理しているのでしょうか。**耳からの聴覚情報を伝える聴覚伝導路は、一次聴覚野に向かいます。**じつはこれまで、音の情報はまず一次聴覚野に入り、そこから二次聴覚野に伝わると考えられていました。しかし、最近の研究によって、聴覚伝導路は大脳に入るひとつ手前の神経核で枝分かれして、一次聴覚野に向かう経路とは別の経路から二次聴覚野にもダイレクトに音の情報を伝えていることがわかりました。

つまり、**二次聴覚野には聴覚伝導路によるダイレクトな情報と一次聴覚野を介した情報との2種類の情報が伝わり、複雑な音声の認知がおこなわれている**と考えられています。

二次聴覚野から後のより複雑な機能を持つ連合野には、どのように音の情報が届けられ、どのような処理がおこなわれているのかはまだあまりわかっていません。

しかし、**音声が届くと、**高度な処理をおこなっている**「聴覚連合野」**と、ことばを理解する**「ウェルニッケ野」**が、さらに前頭葉《ぜんとうよう》にある**「ブローカ野」**（喉《のど》、唇《くちびる》、舌などを動かしてことばを話す働きをになう運動性言語中枢のひとつ）**なども同時に活性化する**ことがわかっています。ウェルニッケ野では、送られてきた音声情報を、単語を構成する一連の音の記憶と照合して意味を判断しています。

このように**ことばの聞きとりには、聴覚野だけでなく脳全体のシステムを使った複雑な処理がおこなわれている**のです。

脳のすごい「聞きとり」能力

脳は受け取った聴覚情報を単純に処理しているわけではなく、その過程でさまざまな調整や加工がおこなわれています。それらの興味深い脳機能をいくつか紹介しましょう。


【カクテルパーティー効果】

とくに聴覚に問題がなくても、ザワザワ、ガヤガヤしているパーティー会場などに入ると、だれが何をしゃべっているのか、すぐには判断がつきにくいものです。

ところが、**話したい相手や聞きたい会話に注意を向けると、まるで周囲の騒音が消えたかのように、ことばがわかるように**なります。

この現象を説明するおもしろい実験結果があります。雑音下でことばを聞いたとき、大脳の聴覚野がどのような反応を示すのかを調べたものです。

その結果、一次聴覚野では音声に対する反応が下がることがわかりました。これは、音声に雑音が重なると音声そのものは小さく聞こえますが、音が小さいということはそれだけ音の刺激が小さく、その結果、脳の反応も下がるためです。その先の二次聴覚野以降でも、あえて音声を聞きとろうという意識をしなければ、反応は小さいままです。

ところが、**「聞きとろう」と意識をして音声に注意を向けたとたんに**、小さい音に対する二次聴覚野以降の反応は大きくなります。つまり、物理的には雑音に混じって小さいはずの音に注意を向けると、**脳は注意を向けた音を処理する神経回路を増強し、それを大きく感じられるように働く**のです。

要するに、脳は、一度にいろいろな音がたくさん入ってくると、そこから選んで一部だけを大きくして聞きとる能力があるということです。

このことから、脳は膨大《ぼうだい》な情報を処理するために活動を偏重《へんちょう》させ、選択して処理をおこなう効率的な働き方をしていることがわかります。

こうした脳の機能を「カクテルパーティー効果」といい、両耳聴機能も関与するとされます。

【その他の両耳聴機能】

両耳で聞くためには、左右の耳からの音の情報を統合する必要があります。

左右の耳からの情報統合は、左右の聴覚伝導路が交叉《こうさ》するたびにおこなわれ、左右の耳に入ってくる音の大きさ（音圧）や時間の差から音の方向を感知し、その情報を脳へと伝えます（両耳融合能）。

そして、左右の聴覚伝導路が交叉的に反対側の脳に到達して情報がインプットされると、さらに左右の脳が脳梁《のうりょう》（左右の大脳半球の皮質《ひしつ》をつなぐ神経線維の集まり）を通して、情報を交換しあいます。また、左右の耳から別々に入ってきた音をそれぞれ聞きとることもできます（両耳分離聴）。

このように耳からの情報を分離したり統合して、「両耳で聞く」「左右の耳で聞き分ける」機能を「両耳聴機能」といいます。


両耳融合能が働くと、両耳からの音が入力されるため、片耳だけより音が加算されて少

しだけ大きく聞こえます。また、左右の音圧差や時間差をもとに上下左右前後の方向がわかります。

一方、両耳分離聴が働くと、たとえば、雑音の中で人の話を聞いたり、複数の人の話を同時に聞き分けたりすることができます。ただし、同じ人の音声であるなど両耳から入力される音情報が類似していると、分離しにくく、別々に聞きとるのがむずかしくなります。

この分離聴の能力には左右差があり、ことばを両耳から聞いた場合には、一般的に右利きの人の場合には右耳のほうが聞きやすくなります。これは、先にお話ししたように、言語理解をになう脳領域が左脳にあるためで、その反対側の右耳が聞きやすくなるのです。また、音声のトーンの変化から感情を判断しようとすると、ことばを扱う左脳とは反対の右脳がその処理をになうことになり、左耳のほうが聞こえやすくなります。

「聞きとる」を支える5つの要素

ここまでは聴覚情報を処理する脳機能のしくみを説明してきました。では、私たちが話を聞きとるという行為をしているとき、具体的にどのようなことをおこなっているので

図6　「聞きとる」を支える5つの要素

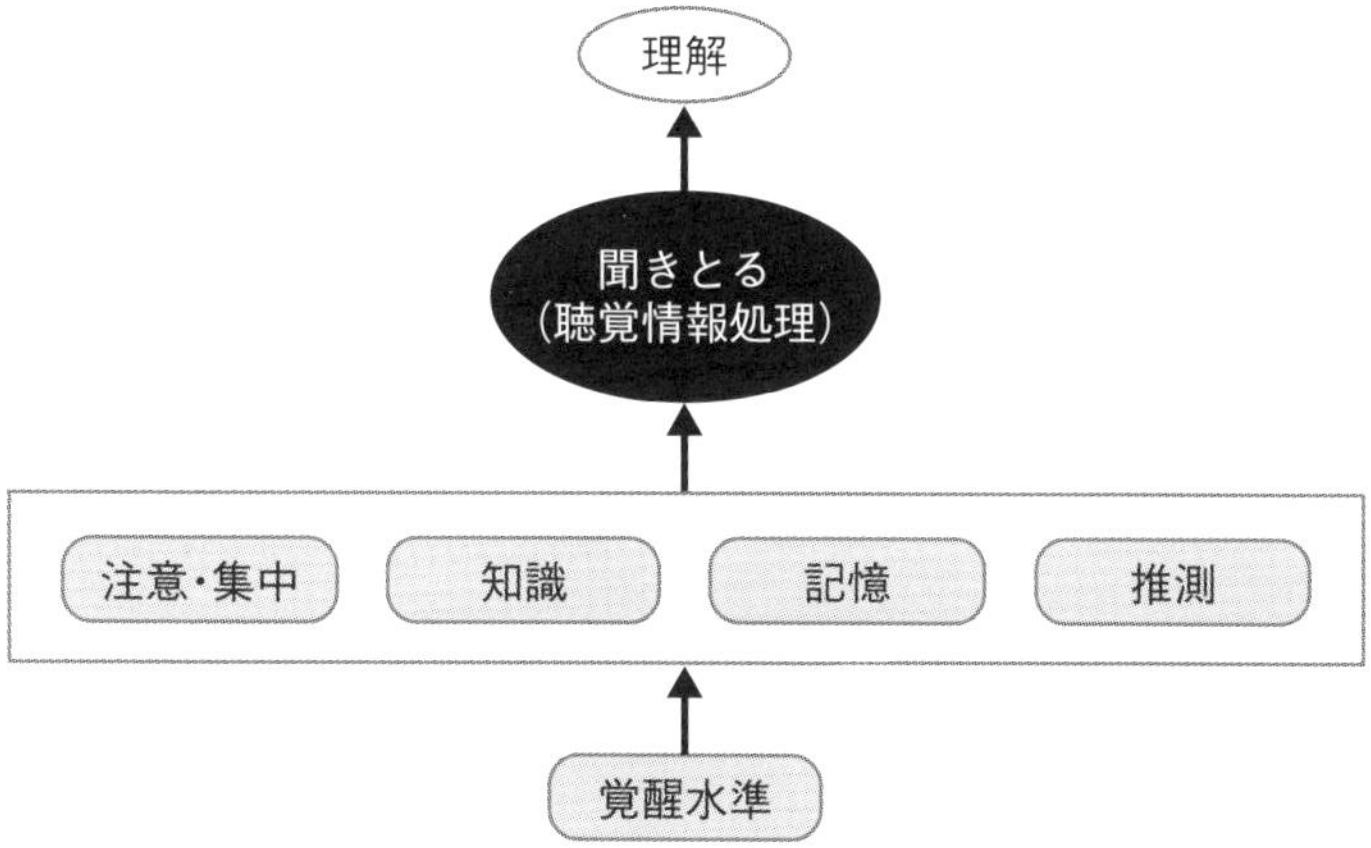

しょうか。「聞きとる」行為は、大きく分けて5つの要素から成り立っています。

▼相手の話に注意（集中）すること

聴覚にはつねにさまざまな音の情報が入ってきています。その中から、**注意を向けた音だけがことばや音楽として聞こえてきます。**

たとえば、相手が話しているときに、突然、クラクションの音がしてビクッとすると、注意がそれてその瞬間の話を聞き漏《も》らしたりします。

▼そのことばの知識をもっていること

知らない外国語が聞きとれないことはもちろんですが、ふだん使っている日本語であっても、聞いたことのないことばやわからないカタカナ語などがあるときは、つい「何ていった？」「どういう意味？」と、そのことばにひっかかってしまいます。そのあいだにも話は先に流れていくため、結果的に内容を聞きとることができず、チンプンカンプンになります。

▼ことばを聞き流さず、心にとめておく（記憶する）こと

相手の話を100パーセント記憶することはできません。でも、私たちはそれを大まかにとらえ、記憶しながら聞いています。聞いたそばから忘れてしまっては、話が進むにつれ、話がどんどん見えなくなってしまいます。

▼推測すること

どんなに相手の話に集中していても、一言も聞き漏らさないというのはむずかしく、無意識のうちに多少は聞き漏らしていることがあります。つまり、だれしも100パーセント聞きとれているというわけではありません。

それでも会話についていけるのは、聞き漏らしたことばを脳が推測して、無意識のうちに補っているからです。

たとえば、難聴でも上手に聞きとることのできる人がいます。そういう人は語彙《ごい》力も豊

富で、聞きとれないことばを「おそらくこれだろう」とどんどん推測することでカバーしています。

▼脳が覚醒《かくせい》状態にあり、きちんと働いていること

寝不足だったり疲れていたりすると、これらすべての脳の機能がきちんと働きにくくなります。そのように意識がぼんやりした（覚醒水準が低下した）状態では、注意力も記憶力も推測力も低下してしまいます。

たとえば、海外旅行などで英語を使う環境で過ごすときなど、日中の元気な状態なら英語が比較的聞きとりやすいでしょう。ですが、夕方頃になって疲れてくると、聞き漏らしが多くなってしまいます。日本の大学で過ごす外国人留学生に日本語の聞きとりについて調査してみたところ、やはり夕方以降や週末には疲れが出て、聞きとりにくくなるとのことでした。

このように、「聞きとり能力」というのは、覚醒水準、注意・集中、知識、記憶、推測などさまざまな認知機能が深く関わりあって成り立っています。これら聴覚情報処理を支える認知システムのどこかひとつでも機能不全があれば、聴覚器官そのものに問題がなく

ても、聞きとり困難が生じます。

注意力と記憶力が「聞きとり」を左右する

聞きとりを支える認知システムのなかでも重要なのが、注意力と記憶力です。目で物事をとらえる視覚とは異なり、聴覚からの情報というのは瞬時にあらわれては消えていきます。

つまり、視覚情報は見返すことで何度でも取得できますが、聴覚情報は時間とともにどんどん消滅していくため、録音でもしない限り情報を取得できるのはワンチャンスなのです。**そのたった一度のチャンスで情報を取得するには、しっかりと注意・集中してなおかつ記憶することが不可欠です。**

注意と記憶がそれぞれどのように聞きとりに関わるのか、もう少しくわしく説明します。

4つの注意力――どれが欠けてもAPDにつながる

注意とは、聴覚や視覚、触覚など体のさまざまな部位からの感覚情報に集中し、目的によってその情報に優先順位をつけ、どこまでの処理をおこなうかを決定する過程をいいます。つまり、**何かを見たり聞いたりしたときに、それが何であるのかをはっきりと意識するときに働く機能**です。

注意は、生命維持中枢のひとつである脳幹《のうかん》の毛様体賦活系《もうようたいふかつけい》と、感覚情報を認知・理解・判断するなどの高次脳機能をつかさどる頭頂葉《とうちょうよう》を中心とした脳全体の機構によって、維持や調整がおこなわれていると考えられています。

私たちは日頃ひとくちに「注意」といいますが、じつは4つに分類されます。

【持続的注意（Sustained attention）】

注意や集中を持続させる力です。この能力が低下すると、人の話を聞きつづけることがむずかしくなります。

【選択的注意（Selective attention）】

多くの情報の中から必要となる情報だけを選ぶ力です。人は音や光など感覚器官に入ってくる情報をすべて認知していますが、その程度は浅い状態です。その中で注意を向けた刺激だけがはっきりと認知され、ことばの意味など高度な認識や判断の対象となります。それ以外の刺激はぼんやりと認知されるかまったく認知されなくなります。

つまり、刺激のあり方には変化がないにもかかわらず、注意の仕方によって認知内容が変化します。この識別・判断など高度な認知の対象を制限する働きを選択的注意といいます。この力が弱いと、カクテルパーティー効果が働きにくくなります。

【分配的注意（Divided attention）】

いくつかのことに同時に注意を向ける力です。３人以上で会話をするとか、運転しながら助手席の人と会話をしたりするなど、いくつかのことを並行するのに必要な働きです。

【注意の転換（Alternating attention）】

ひとつのことに注意を向けているときに別のことに気づいて注意を切り替える力です。この切り替えがむずかしいと、たとえば、パソコン操作をしているときに人から話しかけられても気づかなかったり、すでに次の話題に移っているのに前の話について発言をしたり、作業をしているときに指示をされてもいまやっている作業にこだわって切り替えられなかったり、ということが起こります。

このように、「注意」とは、集中する力だけでなく、いくつかのことに同時に注意を向けたり、多くの情報から必要な情報を選択して処理したりと、話を聞きとるうえで欠かせないさまざまな能力を含んでいます。私たちは、これら4つの注意力を使い分けながら、話を聞きとっています。

これは**目も同じで、集中しないと見えないものがあります。**たとえば、同じ絵を見ても、細部まで見ている人と、全体を眺《なが》めている人とでは、見えるものが違います。また、絵のどの部分を意識して見ているかでも見え方が違ってきます。たとえば、絵の右端に描かれた可愛い花に心ひかれて見た人と、左端に小さく描かれているドクロに気づいて見た人とが、あとで感想を述べあうと「あそこにドクロがあったよね」「えっ？　どこに？」ということになったりします。**目には映っていても、意識しないと「見えてこない」**のです。

このように**視覚からの情報も聴覚からの情報も、注意をしていないと抜けてしまう**ところがあるという点でよく似ています。ただ、視覚的な情報は見直すことができますが、聴覚的な情報は録音でもしていない限り聞き直すことができません。それだけ、**視覚より聴覚のほうが注意力を必要とします。**

また、注意力というのは、だれしも疲れているときや寝不足のときには落ちるものです。たとえば、第二言語の英語などを**長時間集中して聞いていると、聞きとりの労力（リスニングエフォート）が夕方以降になるとガクンと落ちてくる**ことが知られています。ですから、夜や週末になると聞きとりにくくなると感じても、おかしくはありません。

でも、それが四六時中となると、もともと注意力が弱いと考えられます。

4つの注意力のうちのどれか1つでも弱さがあると、ふだんから聞き間違いやトンチンカンな発言などが多くなりがちで、まわりから誤解されたり、勉強や仕事に支障が出やすくなります。

記憶のメカニズム——APDに関係するのはワーキングメモリ

人の記憶は単一の機能から構築されるものではなく、いくつかの異なる機能や側面があります。ここでは、聞きとりに関係する記憶について説明します。

記憶とは「①記銘《きめい》、②保持、③想起」の3段階のプロセス（過程）から成り立っています。

①記銘（覚える・符号化）……見たり聞いたりした情報を選択して理解しながらとり込み、脳内に残る形に変換して登録すること。
②保持（貯蔵・保存）……記銘した情報を必要になるまで見つけ出しやすいところに保存すること。
③想起（再生・思い出す）……必要なときに保存されていた記憶を呼び出すこと。

五感を通して入ってくるあらゆる情報は、まず、大脳の奥にある「記憶の司令塔」といわれる「海馬《かいば》」に集められます。すると記憶システムが作動し、3つのプロセスを経ながら記憶が強固になっていきます。

知覚（五感の情報入力）↓①記銘↓②保持↓③想起

聞きとりにおいて重要なのは、最初の段階である記銘です。記銘力が弱いと、どんどん流れていくことばの洪水からキーワードを拾っていくことができません。

また、記憶は保持時間によって次の3種類に分けられます。

①感覚記憶……聴覚や視覚など各感覚器官に特有に存在し、瞬間的に保持されるのみで意識されません。五感を通して外界から入力された刺激情報は、まず感覚記憶としてとりあえず保持されます。そのうち**「特に注意を引かなかったもの」の記憶は数秒で消えます。聴覚情報は4秒程度**といわれます。感覚記憶のうち注意を向けた情報は、次の短期記憶に送られます。

②短期記憶……感覚記憶から送られた情報は、ここで一度整理整頓され、短期記憶として保持されます。短期記憶の保持時間は数十秒から数分で、しかも容量が小さいのが特徴です。たとえば、**電話番号を調べてかけるときのように用がすんだら消去されるような記憶がほとんど**ですが、残す必要があると判断されたものは長期記憶に送られます。

③長期記憶……必要と判断された記憶は長期記憶として保持されます。長期記憶は保持時間が長く、数分から一生にわたって保持される記憶もあります。また、その容量は無限ともいわれています。

図7 記憶のプロセスと種類

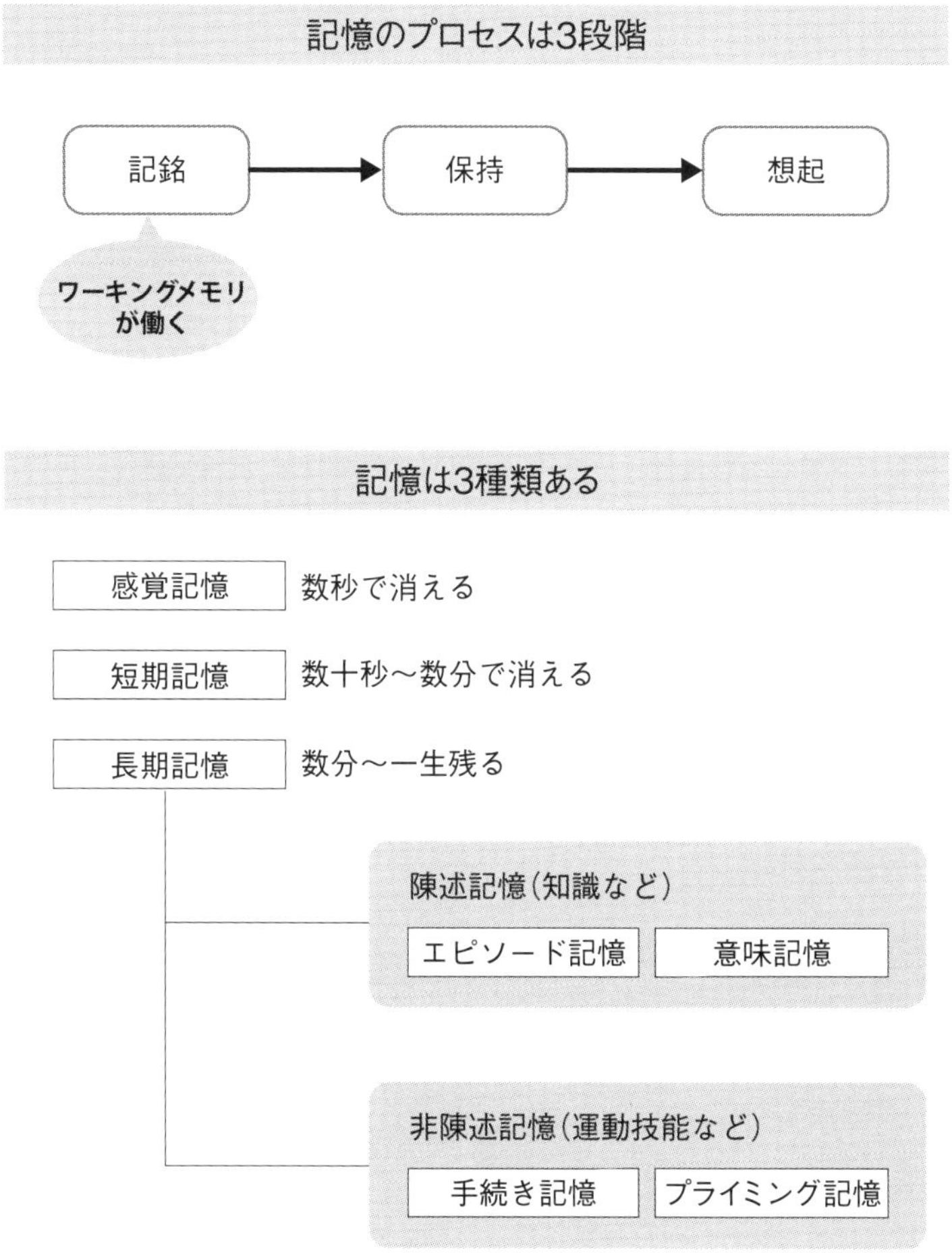
記憶のプロセスは3段階
記銘
保持
想起
ワーキングメモリが働く
記憶は3種類ある
感覚記憶
数秒で消える
短期記憶
数十秒〜数分で消える
長期記憶
数分〜一生残る
陳述記憶（知識など）
エピソード記憶
意味記憶
非陳述記憶（運動技能など）
手続き記憶
プライミング記憶

さらに、長期記憶には大きく分類して、知識である「陳述記憶」と、運動技能などの「非陳述記憶」があります。

陳述記憶は、さらに、友人と食事をして楽しかったなど個人的な経験に基づく「エピソード記憶」と、漢字の書き方や歴史の年号、それぞれのことばの意味や概念など一般的な知識である「意味記憶」に分かれます（アニメ『ちびまる子ちゃん』の主題歌に「エジソンはえらい人、そんなの常識」というフレーズがありますが、まさにそういう記憶のことです）。

非陳述記憶は、ピアノを弾く技能や車の運転など手順や技能に関する「手続き記憶」と、無意識のうちに次に何を選択すべきか優劣を条件づける記憶で直感力やフィーリングに関係するといわれる「プライミング記憶」に分かれます。

さて、**話を聞きとるために重要な記憶の能力は、記銘の段階で働く「ワーキングメモリ」と呼ばれるシステム**です。

ワーキングメモリは作業記憶ともいわれ、簡単にいえば、物事を考えるときに使う記憶です。私たちが作業や動作をするときには、何をどうするかを考えながらおこなっています。そのためには複数の内容を同時に心にとめておかないと、それらの関係を判断するこ

図8 ワーキングメモリ（作業記憶）

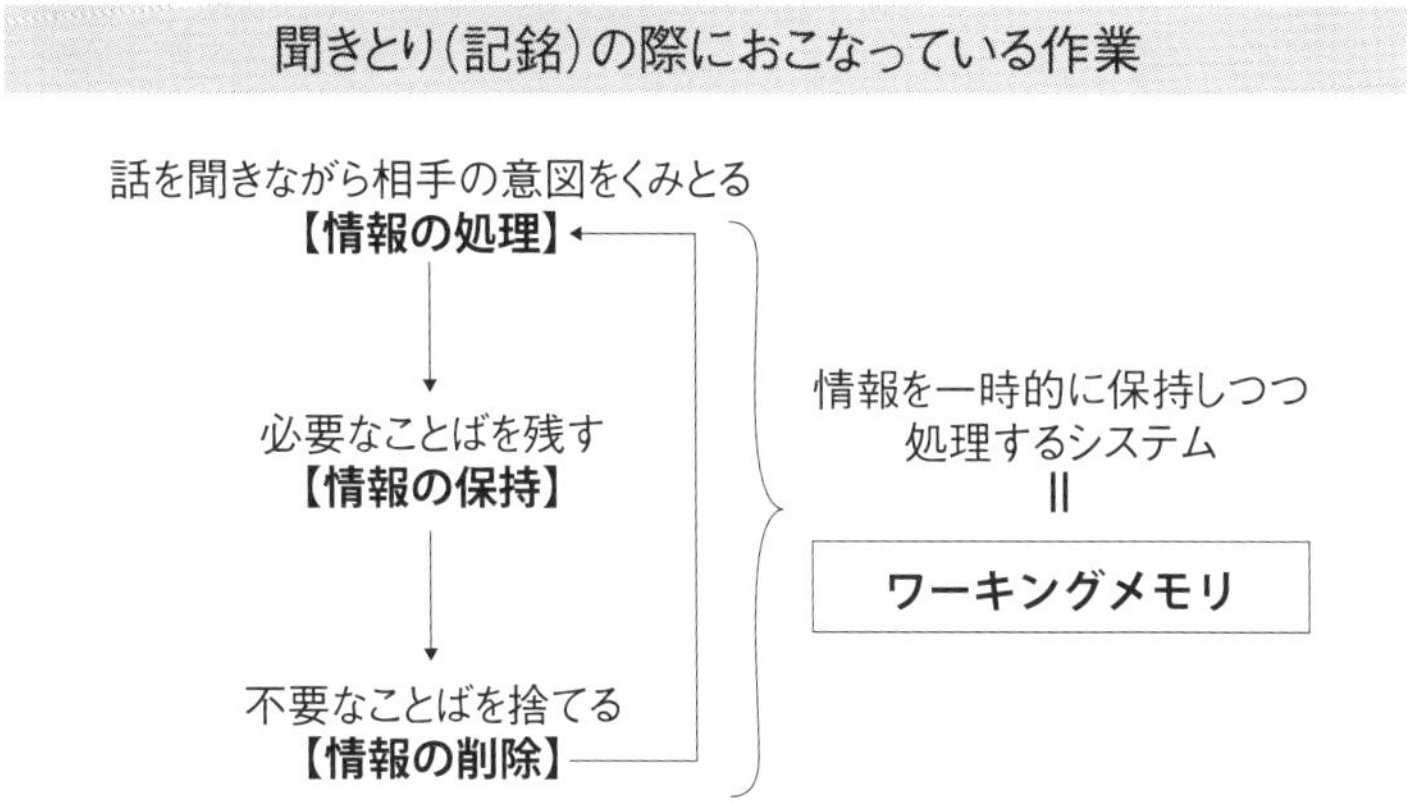

とはできません。つまり、必要な情報を一時的に頭の中で保持しながら、同時にその情報を処理する能力がワーキングメモリです。

一般に考えられている記憶のイメージとは、覚えておくべき内容を記憶の引き出しに入れてしまっておき、必要なときがきたら取り出す、というものでしょう。

しかし、私たちが会話をするときには、よどみなく流れる相手の話を聞きながら、その一言一句は覚えていなくても、ざっくりと内容を心にとめつつ話を聞きとっています。

そのために必要なのは、相手の話を聞きながら相手の意図をくみとり（情報の処理）、どのことばを残して（情報の保持）、どのことばを捨てるか（情報の削除）を、瞬時に決定して実行するという作業をくり返しおこなうことです。

つまり、聞きとりに必要なのは、会話をしているあいだだけ残っていればいい一時的な記憶であり、その機能をになっているのがワーキングメモリなのです。

そのためか、ワーキングメモリの容量は小さいといわれます。したがって、これを効率的に利用するためには、不必要になった情報を削除したり更新したりすることが必要です。

たとえば、話を聞きながら1枚の紙に要点となるポイントをメモしていると、すぐにスペースがいっぱいになってしまいます。そうならないように、話を聞きながらメモした内容が必要か必要でないかを見極め、不要なものは消してスペースを増やし新しいポイントをメモしていく……。ワーキングメモリは脳のメモ機能のようなものといわれます。

このように、話を聞きとるという作業には、記憶システムが関与し、なかでもワーキングメモリの能力が大きく関与していると考えられています。

短期記憶とワーキングメモリ

ちょっと横道にそれますが、ワーキングメモリをより理解しやすいよう、短期記憶との関係についてお話ししましょう。

先述したように、ワーキングメモリは、会話や計算などその場限りの認知作業をおこなうために用いられる一時的な記憶で、記憶内容を数秒から数十秒のわずかなあいだだけ意識のうえに保ちつつ、それを残すか削除するかといった操作をする能力です。記憶の内容は作業のあいだは意識上にありますが、作業が終わると意識から消えます。

こうしたワーキングメモリの概念は、「短期記憶のようなすぐに消えてしまう記憶は何のためにあるのか？」という疑問から発見されました。

短期記憶は感覚記憶からの情報を一時的に保持するだけの受動的な一時記憶ですが、**ワーキングメモリは保持しながら同時に認知的な作業をおこなう能動的な側面も持ちあわせている点で異なります。**

たとえば、お店で支払いをするときに、

・店員さんからいわれた金額をそのまま支払う場合には短期記憶
・買ったものを自分で暗算して支払う場合にはワーキングメモリ

がそれぞれ働いています。暗算するという作業は、いわれた数字を一瞬だけ覚えておくときのように単純ではないからです。
たとえば、１０８＋63＋２１６＝３８７を暗算するとき、まず１０８と63という数字が短期記憶にあり、それを足して１７１という答えを得たら、１０８と63は不要になりますが、１７１は次の計算が終わるまで覚えておく必要があります。次に、１７１と２１６の２つの数字を短期記憶にとどめ、それを足して３８７を導き出せば、１７１と２１６は不要になり、残すのは３８７という数字だけになります。

じつは、記憶を一時的に保管する短期記憶の中枢《ちゅうすう》は海馬《かいば》ですが、**ワーキングメモリが活動しているときは、大脳の前頭連合野《ぜんとうれんごうや》が活発に働いています。**前頭連合野は思考や創造性をになう脳の最高中枢であり、**ここに「中央実行系」と呼ばれるワーキングメモリの司令塔があると**考えられています。

中央実行系は、目的に応じて下位の記憶や注意などのシステムと相互作用しながら、それらのコントロールと制御《せいぎょ》をおこなっている認知機能です。つまり、中央実行系の役割は、海馬のようにもっぱら記憶に特化したものではなく、精神活動を支えるさまざまな認知機能を記憶機能と結びつけることであり、この**中央実行系の機能と短期記憶とをあわせた記憶システムがワーキングメモリ**だとされます。

日常生活の中において、人と会話するという行為は当たり前におこなわれていますが、じつは、「聞きとる」という作業をするにはこれほど高度な脳の働きが必要なのです。

ちなみに、意味のある情報を扱う**ワーキングメモリの容量**は４アイテム程度にすぎないとされ、**「マジカルナンバー４」**などと呼ばれます。これに対して、無意味な数字などを覚えるときの**短期記憶の容量の範囲**は**「マジカルナンバー７±２」**といって数字なら約７個分といわれます。短期記憶の容量のほうが大きいように見えますが、じつはカラクリがあります。

人は無意味な数字の羅列《られつ》などを覚えるときには、無意識に「チャンク化」という作業をおこなっています。これは、長い情報を分類あるいは分割していくつかのまとまり（ひとまとまりになった情報をチャンクという）に分けて覚える方法のことです。

たとえば、９桁《けた》の数字「２６９８７５３０２」をそのまま覚えるのは大変ですが、「２６９－８７５－３０２」と３桁ずつに分けると覚えやすくなります。これは、チャンク化することで記憶すべき情報を３アイテムにまとめたわけで、ワーキングメモリの容量であるマジカルナンバー４の範囲におさまります。

つまり、**短期記憶では無意識にチャンク化しているため、見せかけの容量が大きくなる**

わけです。ということは、チャンク化することで、実際には9桁以上の数字も覚えることが可能になります。

たとえば、携帯電話の番号は11桁ですが「0X0-XXXX-XXXX」というように3桁と4桁との3つのグループに分けると、数字の4桁もマジカルナンバー4の範囲内ですし、アイテム数3つもマジカルナンバー4の範囲内ということで、記憶が可能になります。

人が短期間で一度に覚えられる記憶の容量というのは、情報の内容にはあまり関係がないのかもしれません。

APDは聴覚障害ではなく認知機能の問題？

聴力に問題はないのに、相手が何をいっているのかことばがわからない――このようなことがなぜ起こるのか、あらためて考えてみましょう。

じつは、APDが発見される以前から、脳の両側の聴覚に関わる部分に損傷を負うと、聴力には問題がなくてもことばがまったくわからなくなる（聴覚失認）などの「中枢性聴覚障害（Central Auditory Dysfunction）」が起こることは知られていました。

中枢性聴覚障害とは、難聴などの一般的な聴覚障害とは異なり、もっと高次の聴覚情報を処理する脳機能で問題が生じる聴覚障害です。

また、左右の耳からの聴覚伝導路は途中で一部交叉《こうさ》していて、左脳にも右脳にも両方の耳からの情報が入力されることから、当時は、脳の損傷部位が片側だけであれば聴覚にいちじるしい影響はないというのが定説でした。

ところが実際には、事故などによる頭部外傷や脳梗塞《こうそく》などの病気によって聴覚に関わる脳の片側の一部だけに損傷を負った人たちのなかに、耳には別状がなく聴力にも問題がないにもかかわらず、「雑音の中では聞きにくい」とか「電話をするときに、まわりがうるさいと聞きにくい」といった聞こえにくさを訴える人たちが少なからずいました。

そこで、聴覚情報処理検査のひとつである「両耳分離聴検査（左右の耳に違う音声を入力しておこなう）」を実施したところ、損傷を受けた脳とは反対側の耳での成績がいちじるしく低下することがわかり、中枢性聴覚障害のひとつと考えられるようになりました。

このように、脳の片側の損傷が原因で聞きとりに障害が出るというのが、ＡＰＤ研究の発端《ほったん》となったケース（純粋例）であり、狭い意味でのＡＰＤです。

私自身も、もともとは大学院で脳損傷による聞こえの障害を研究していました。そのなかで、片側の脳損傷のある人に、聞こえにくさを抱える人がたしかにいること、それを自覚している人もいれば自覚していない人もいて、またその症状の出方はさまざまであることがわかりました。

海外では当時、想定される脳損傷の場所と聞きとりにくさの症状をＡＰＤのタイプ分類として報告されていました。脳損傷として考えるとたしかにＡＰＤのタイプ分類は正しいといえますが、最近の脳研究からは、ＡＰＤ症状を抱える人には明確な脳の損傷がみられない方がほとんどで、いまはこの分類はあまり用いられていません。

そこで、ＡＰＤ症状を訴えられる方々のお話をくわしくうかがい、また脳機能の評価や心理学的評価をおこないながら、知見をまとめることにしました。

研究が進み、ＡＰＤの症状を自覚している人たちのうち、脳損傷などによって大脳の聴覚野に障害を負っているケースはごく一部であり、大半は脳に器質的あるいは機能的な問題がみられないことがわかってきました。そして、そういう人たちの多くは、**聴覚以外の認知機能（注意や記憶など）になんらかの問題のある**ことも明らかになってきました。

こうした実状から、最近では、認知的な問題によって説明できる「聞きとり困難」も含め、広い意味でＡＰＤをとらえるようになっています。

海外のＡＰＤのガイドラインを見ても、最初の頃は聴覚というひとつの感覚のみでの問題であり視覚など他の感覚には問題ないとしていたり、ほかの障害との関係を強く否定したりする内容でしたが、最近では発達障害や認知機能などについても書かれるようになり、海外での認識も変化していることを感じます。

そのため、「ＡＰＤ＝聴覚情報処理障害」という名称についても検討がなされています。「聴覚情報処理障害」と書くと、まるでひとつの原因をあらわす病名のようなイメージを与える名称でしたが、実際には「症状」であってさまざまな原因があることも明確になってきました。

そのため名称を、端的に症状のみをあらわす「聞きとり困難（Listening difficulties）」にしたほうがいいのではないかといわれはじめています。この先、もしかするとＡＰＤは「Listening difficulties」になるかもしれません。

しかし、本書を出版する段階では、ごく一部の研究者からの提議であり、まだ世界的にこの名称に変わったわけではありません。世界的なコンセンサスが得られてくると、用語の改訂につながっていくと考えます。

たとえば、発達障害のなかでもコミュニケーションの障害、こだわり傾向、社会性の障害などのある障害は、１９９０年代には「広汎《こうはん》性発達障害」と定義づけられていましたが、２０１０年代になって「自閉症スペクトラム障害」に変化しています。ＡＰＤの用語も変化していくのか、今後の状況をみていきたいと思います。

第3章

なぜ「聞きとれない」のか
——APDの4タイプ

大人のAPDは4タイプに分かれる

なぜAPDの症状があらわれるのでしょう。APDの症状という観点から広い意味でとらえた場合、その要因は、身体状況などその人の内部に求められる内的要因と、環境などその人の外部に求められる外的要因との大きく2つに分けられます。

内的要因＝身体状況、特性など
外的要因＝生活環境、言語環境など

このように考えると、類似する症状は多数みられ、APD以外については154ページ〜にまとめています。ここでは、APD以外を除外したうえで考えていきます。

APDの症状を自覚する大人の方たちからくわしくお話を聞き、さまざまな検査をした結果、同じように見えるAPDの症状も、じつは少しずつ異なることがわかりました。

たとえば、「雑音の中でことばが聞きとれない」という場合、「静かな場所なら聞きとれる」、つまり「雑音と音声の比率を変えれば問題解決」する人もいますが、その一方で、

「静かな場所でも聞きとれない」「静かなほうが聞きとりやすいが、長い話はだめ」という人たちも少なくありません。

そして、「静かな環境でも聞きとりにくい」という人たちをさらにくわしく調べていくと、「そもそもことばを理解しにくい」「ことばに注意を向けるのがむずかしい」「話の内容を覚えていられない」など、注意・集中、記憶などの認知的な弱さにいくつかの傾向があることがわかりました。

その傾向を踏まえて、私のこれまでの臨床結果をまとめると、大人のAPDの内的要因は、次のように大きく4つに分かれます。

【大人のAPDの4タイプ】

Ⅰ　脳損傷タイプ
Ⅱ　発達障害タイプ
Ⅲ　認知的な偏り（不注意・記憶力が弱い）タイプ
Ⅳ　心理的な問題タイプ

そして、この4つのそれぞれにAPDが発症するメカニズムがあり、その違いによって症状や対処法が異なることがわかってきました。

ただし、この4つに当てはまらない、「睡眠障害や精神障害のある人」もわずかながらいることは覚えておいてください。


自分はどのタイプかを知ることで、自分のAPDとどうつきあえばいいのか、そのヒントをつかむことができます。それぞれのタイプの解説から「自分はこのタイプかな」とある程度判断ができるかもしれません。

たとえば、「よく考えてみれば子どもの頃から暗記物が苦手で苦労したな」と思う人は「認知的な偏り（記憶力が弱い）タイプ」である可能性が高くなります。それがわかれば、覚えられる手段を考えることが対処法として有効であることもわかります。

ですが、ご自身の自覚がない場合もあるため、最終的には本来の検査を受けて判断したほうがよいでしょう。

Ⅰ　脳損傷タイプ

脳梗塞や脳出血などのダメージが原因

海外でも昔から指摘されてきたタイプで、APD研究の発端《ほったん》となったケースです。脳梗塞《こうそく》や脳出血などの影響で、耳から脳に伝わる片側の中枢《ちゅうすう》聴覚系（耳から脳までの経路）の途中でダメージが生じているというものです。片側中枢性聴覚障害ともいいます。

両側の中枢聴覚系に障害があると、「ことばが外国語のように聞こえる」といった具合にまったくことばがわからない語聾《ごろう》という症状がみられます。しかし、片側の場合には、聴力検査でもことばの聞きとりの検査（語音聴力検査）でも、問題はみられません。

ところが、両耳に違うことばを聞かせて両方とも聞きとれるかの検査（両耳分離聴検査）をおこなうと、脳損傷とは反対の耳で、明確に聞きとれないことがはっきりします。

CTやMRIなどで脳のどこの領域に障害があるのか、そして聴覚野《ちょうかくや》付近でどのように音をとらえているのかを見極める検査（聴性中間潜時反応《ちょうせいちゅうかんせんじはんのう》、MLR）ではっきりさせることができます。

脳損傷後の高次脳機能障害（脳の損傷により生じる認知機能の障害）が落ち着いた後、社会復帰したけれどもなぜか聞きとれない、ということを訴えるケースがあります。検査で症状を明らかにし、対処する必要があります。

ケース3 脳梗塞後の症状は落ち着いたのに、なぜか聞きとれないQさん

あるとき、20代後半のQさんからメールをいただきました。「自動車の整備の仕事をしているが、仕事中同僚との話が聞きとりづらい、特に職場で電話をするときに電話の声が聞こえない」ということでした。その程度が非常に強い様子でしたので、お会いすることにしました。

これまでのお話をうかがってみると、脳梗塞の既往がありました。脳梗塞が発症した当初は、一時的に片麻痺《かたまひ》（首から下の片側半身が麻痺して動かせなくなること）が生じたり、記憶障害などが生じたそうです。

しかし、発症から2週間程度で改善し、退院する頃には知能検査や認知検査などでも問題がみられないレベルに回復していました。退院してから1年後の検査でも言語、記憶、注意などにもなんら問題がないといわれました。

でも、Qさんには「聞きとりにくい」という症状が残っていたのです。脳梗塞の症状を診《み》てもらっていた神経内科の先生に相談しても、検査上でなんら問題がないため、「気のせい」といわれていました。Qさんはあきらめずにインターネットで検索して、連絡をくださったのでした。

たしかに、聴力検査でも語音聴力検査でも問題はみられませんでした。しかしながら、片耳ずつ聞いた場合には両耳とも100パーセントなのに、両耳分離聴検査では、右耳は100パーセントなのに左耳は0パーセントとなり、脳損傷のあった右側の大脳半球の反対側の左耳では、まったく応答ができなかったのです。何度おこなっても結果は同じでした。

そこで、左耳に注意を向けて、左耳だけを答えるようにうながしました。すると、左耳からはことばが小さく聞こえて、聞きとれないとのこと。片耳ずつなら聞こえるのに、両耳で聞くと片方だけが聞こえなくなる——神経心理学の領域では、このような症状を「聴覚的消去」と呼びます。

この症状がある人は、雑音の中でことばが聞きとりにくく、特に雑音の中で電話する場合などで非常に聞きづらくなることが指摘されていました。まさにQさんには、この聴覚的消去の症状があったのです。

Qさんにはなぜ「聞きにくいのか」という理由を説明し、理解してもらったうえで、まわりの環境調整をおこなうようお伝えしたところ、職場の理解を得て、いまは仕事がしやすくなったようです。

Ⅱ 発達障害タイプ

発達障害がある人は耳からの情報に弱い

大人のAPDの4つの要因のうち、もっとも多いのは発達障害です。最近の医学分野では神経発達障害ともいわれていますが、本書では従来より教育や福祉分野で使われている「発達障害」を使用します。発達障害は、簡単にいえば、生まれつき脳の認知機能の発達にアンバランスがあるため能力にムラがあり、得意なことと苦手なことの差が極端に大きいのが特徴です。

たとえば、好きなことには驚くほどの集中力を見せるけれど、興味のないことに対しては意識して注意を向けることができなかったり、独特なマイルールがあってそれを守ることには固執するのに、他人の気持ちを察したり意図を理解するのは苦手だったりします。

発達障害がある人の多くは、

「雑音が多いと話を聞きとれない」
「聞き間違いが多い」
「メモをとるのが苦手」
「話が長くなるとわけがわからなくなる」

など、耳からの情報に弱いのです。

その訴えの特徴から、APDの研究が進むにつれ、発達障害はAPDの内的要因のひとつではないかと考えられるようになりました。

ですが、発達障害の専門家ですら、APDの症状が発達障害の症状のひとつであるという認識ができていない事例も多くみられます。なぜか耳だけは別の問題、ととらえてしまうようです。

「発達障害の診断がおりている子どもは、聴覚的なワーキングメモリの数値が低い傾向にある」というデータもありますが、原因は明らかではありません。おそらく、発達障害があると聴覚的認知の障害も生じやすく、それがAPDの症状としてあらわれるのではないかと考えられます。

知っておきたい発達障害の知識

くり返しになりますが、子どもも大人も、広い意味でAPDをとらえた場合の内的要因としてもっとも多いのは発達障害です。したがって、**「自分は（自分の子どもは）APDかもしれない」と感じる人は、発達障害あるいはその傾向がある可能性もあります**。海外のガイドラインでは、この発達障害の関与について否定しているものもみられますが、現状としてAPDではないかと来院される人には、発達障害の診断をすでに受けている人、診断は受けていないが該当する人が後を絶ちません。このため、やはり発達障害の特徴をとらえ、聞こえとの関係を考えておく必要があると考えます。

APDの対処法は内的要因によって異なるところもありますから、自分のAPDの原因を特定するために、まず発達障害かどうかを見極めることが必要です。

発達障害のある人にはそうでない人と比べて脳の認知機能に違いがあり、それが行動にも影響します。そのため、その人が過ごす環境や周囲の人との関わりにミスマッチが起こりやすく、社会生活に困難が生じる障害と考えられています。

精神病的な症状ではなく、認知に問題があるため、学習や生活上に問題を生じる状態です。ただし、知的障害は含みません。

また、発達障害がなぜ生じるのか、その原因やメカニズムはまだ解明されていませんが、症状に特性のあることはわかっています。よくみられるのが、

「ＡＳＤ（自閉症スペクトラム障害）」

「ＡＤＨＤ（注意欠陥・多動性障害）」

「ＬＤ（学習障害）」

の３つのタイプです。

「発達障害」というと、なにかネガティブなイメージを抱く人もいるかもしれません。しかし、過去の偉人や著名人のなかには、発達障害である人も少なくありません。たとえば、ハリウッドの映画監督スティーブン・スピルバーグや俳優のトム・クルーズは自身がＬＤであることをカミングアウトしています。また、トーマス・エジソンやモーツァルトはＡＤＨＤ、アンデルセンはＡＳＤだったのではないかといわれています。

さて、発達障害の症状は発達期（幼児期や学童期）にあらわれてくることがほとんどで

すが、その症状はたとえば、落ち着きがないとか、指を使わないと2桁《けた》以上の暗算ができないとか、集団生活が苦手などと、人によってさまざまです。

しかし、APDが見逃されやすいように発達障害の場合にも、たとえば、じっと座っていられないとか、順序立ててうまく話せないなどというのは、子どもにはありがちなことのため、発達障害とは気づかないまま成人するケースも少なくありません。

近年、「大人の発達障害」が増えていますが、大人になって発症した、ということではなく、**見逃されてきた人たちが大人になって気づいたというのが正しい理解**です。

聞きとりが弱いだけでなく、たとえば、次のような悩みがあって日常生活に支障をきたしている状態であれば、発達障害の可能性があります。

「悪気はないのに、会話していると相手を怒らせてしまう」
「資料の内容を読み飛ばしてしまう」
「段どりが苦手で、仕事や家事をうまくこなせない」
「行列に並ぶとイライラするので、つい割り込んで知らない人に注意される」

ここでは発達障害の特性についてまとめました。「思い当たることがある」という人は発達障害タイプのAPDである可能性があります。

発達障害にあらわれるAPD

発達障害は症状の特性によってさまざまなタイプがみられますが、ここでは多くみられるASD、ADHD、LDの3つについて示します。症状の特性はそれぞれ少しずつ重なっているところもあり、2つ以上の障害が併存していることもあります。

そのため、それぞれの障害によってあらわれるAPDの症状も、類似しているところもありますが、若干《じゃっかん》違うところもあります。

3つの発達障害の特性と、それに関連するAPDの状況をまとめました。

【ASD（自閉症スペクトラム障害）とAPD】

ケース4　話のちょっとしたニュアンスがわからず、誤解を受けるBさん

子どもの頃にASDと診断されたBさんは、友人から誤解を受けやすいことにずっと悩んできました。先日も、友だちの話に「へえ」と相槌《あいづち》を打ったところ、相手から「どうせ私なんてね」となかば怒ったように返されて、とても驚きました。

なぜなら、自分は「わあ、そうなんだ」と肯定の気持ちを込めて「へえ↗」といったつもりだったからです。ところが、実際には「へえ↘」と見下すような言い方になっていたというのです。

自分自身はそんなつもりはまったくないのに、こういうことがしばしばあり、とても困惑するといいます。

同じ「へえ」ということばにも、驚きや感嘆《かんたん》の「へえ」と見下した「へえ」がありま す。ＡＳＤの人にとってはその使い分けがとてもむずかしいのです。抑揚《よくよう》を利用することが苦手で、ちょっとしたニュアンスがわからないからです。相手の抑揚から感情を推測できないため、自分も抑揚をつけて話すことがむずかしいと考えられます。そのため、人とのやりとりがちぐはぐになってしまいます。

これはＡＳＤによる聞きとり困難であり、症状としてはＡＰＤになります。

ＡＳＤの典型的な症状は次の３つです。

・空気が読めず、相手の気持ちを理解できない（対人関係の困難）
・ことばの意味を理解したり、自分の伝えたいことを伝えることができない（コミュニケーション障害）
・マイルールに固執《こしつ》したり、特定の行動をくり返す（興味や行動の偏《かたよ》り・こだわり）

これらの特徴は、「特定の処理のみが優先され、ほかの処理が抑制されてしまう状態」からくるといわれます。わかりやすくいえば、**マルチタスクが苦手であったり、全体を見ないで焦点化《しょうてんか》して部分的に見る傾向がある**ということです。

たとえば、クマのぬいぐるみを見たときに、たいていの人は「あ、クマのぬいぐるみだ」と思うところを、ＡＳＤの人はクマについているブローチに意識が集中して「あ、かわいいブローチ」となります。

こうした偏りは、聞きとりにおいてもあらわれます。先生の話を聞きながらノートをとれなかったり、気になるところに固執してしまうため話の流れをつかめなかったりします。

また、人の気持ちを理解するのが苦手なため、話し相手の感情をうまくとらえることもできません。そのためコミュニケーションがうまくとれないことがしばしばあります。

あるASDの方がこんな話をしていました。

ホテルの玄関先で「ここでタクシーを呼べますか？」とドアマンにたずねたところ、「ではタクシーを呼びますね」といって、すぐさまタクシーを呼ぼうとしてくれたそうです。

ところが、その人は「自分はそんなことは聞いていない。タクシーが来るか来ないかを聞いただけで、呼んでくれとはいっていない。よけいなお世話で頭にきた」というのです。

また、ラーメン屋さんでも、なかなかラーメンが出てこないので「あとどのくらいですか？」と聞いたところ、「あともう少しで出ますよ」と返事があったため、「何分で出てくるのかを聞きたいのに、もう少しで出るという曖昧《あいまい》な答えをしたから怒りがこみ上げた」ともいっていました。

一般的にサービス業の人は、相手の話の先を読みとって返事をしたり行動したりします。ところが、ASDの人はことばどおりに物事をとらえる傾向があります。いわば

「0、1、0、1」というデジタル的なやりとりが多くなるのです。

たとえば、相手が「私なんて」と謙遜《けんそん》していったことも、ことばどおりに受け止めて、「ああ、あなたはたいしたことはできないのですね」などと返してしまいます。

そのおかしさに当人はまったく気づいていないため、相手がなぜ気分を害しているかがわからず、人間関係をつくり上げられない原因となります。

この例はAPDではありませんが、**発達障害があると、会話における感覚がほかの人とズレることが多いためにコミュニケーション障害が起こりやすくなります。**

また、脳の中でいろいろな入力情報の仕分けがうまくできていないのではないか、ともいわれています。聴覚情報でいえば、**何がノイズで、何が音声（シグナル）かという処理ができないため、雑音の中での聞きとりが困難になるのではないかと考えられています。**

ASDは思春期・青年期になると、精神的不調や引きこもりの問題など二次障害を生じることが多いとされます。約100人に1～2人存在し、男性は女性の数倍多いとする報告もあります。

【ＡＤＨＤ（注意欠陥・多動性障害）とＡＰＤ】

ケース5　マスク越しの指示を聞きとれず、ミスをくり返す看護師のDさん

オペナース（手術室看護師）をしているＤさんのおもな仕事は、手術に必要な機器や輸血製剤を準備したり、医師の指示を受けてメスなどを手渡ししたりすることです。しかし、医師のことばがよく聞きとれず、渡すものを間違えて叱《しか》られることがしばしばです。

ＡＰＤの人ははっきりした声でないと聞きにくいのです。ところが、医師は手術台の患者さんをのぞき込むような体勢をしているうえ、声が小さく、しかもマスクで声がこもるため、なおさら聞きとりづらい状況です。

Ｄさんには、ＡＤＨＤの傾向があり、日頃から聞き間違いやミスが多く、日常生活でも見落としが絶えません。視覚的にも不注意があるため、聞きとりの悪さをカバーすることがよりむずかしい状態です。たとえ聞きとれていても、見誤って違うものを選んで渡すこと

もあるからです。

本来、オペナースの仕事には、手術の流れを読み、医師に要求される前に次にどのような手術器械が必要になるかを予測して準備するなど、迅速《じんそく》に状況判断することが求められます。

Dさんにとって**手術室という職場は非常に厳しい環境である**といえます。Dさんが自信を持ってこの先も看護師の仕事をつづけるためには、たとえば、大切な指示はメモで渡してもらったり、カルテを何度もチェックしたりできる外来担当などに**配置替えをしてもらうのもひとつの方法**かもしれません。

また、規則正しい生活を心がけ、**つねに体調を万全に整えて働くことも大事**です。睡眠不足だと聞きとりに影響が出やすくなるからです。

そのうえで、**ＡＤＨＤには症状を緩和《かんわ》する薬が合う場合もある**ので服薬も検討すべきかもしれません。薬でＡＤＨＤをコントロールできれば、ＡＰＤも含めて症状が軽快するかもしれません。

ＡＤＨＤは、「不注意」「多動性・衝動《しょうどう》性」をおもな特徴とする障害です。12歳以前に症状があらわれ、その症状の程度には個人差がみられます。よくみられる症状は次のようなものです。

・ケアレスミスが多い、集中力がなく気が散りやすい、段どりが下手、話しかけられても聞いていないように見える、整理整頓が苦手、忘れ物や紛失《ふんしつ》が多いなど。

・落ち着いてじっと座っていることが苦手、ほかの子どもにちょっかいを出す、しゃべりすぎる、他人の会話に割り込む、優先順位がわからない、衝動的に不適切な発言や行動をするなど。

ADHDは学童期の子どもには3～7パーセント存在し、男性は女性より数倍多いと報告されています。

聞きとりにおける特性としては、**移り気で人の話を聞かなかったり、聞いた内容もすぐに忘れてしまったりすることで、話の内容を理解するのが困難になります。**

【LD（学習障害）とAPD】

全般的な知的発達には問題がなく、また聴覚・視覚機能にも問題がないにもかかわらず、「聞く」「読む」「書く」「計算・推論する」のうち、特定の能力のみが極端に苦手な状態をいいます。

最近の医学分野では限局性学習症とされています。

認知度が低いため、周囲からの理解が乏《とぼ》しく「怠《なま》けている」と誤解されたり、本人も努力不足と思い込んで、自己評価が低くなることが少なくありません。

有症率は2〜10パーセントと見積もられています。

APDの原因としては、幼少時にことばの発音（音韻《おんいん》）などを正しく脳に覚えさせることができなかったために、話された声を認識しづらいのではないかと考えられています。

発達障害の検査と診断はどうおこなわれるか

発達障害の診断は小児の場合、小児科でおこなわれます。大人の場合には、精神科や心療内科です。

子どもの場合には、明確な症状が出ていることが多いですが、大人の場合にはその症状がわかりにくくなっている場合もあり、また、どこでも診断を受けられるというわけではないため、くわしい医師が在籍する医療機関を選ぶ必要があります。

発達障害はまだ解明されていないことも多くみられます。そのため、問診やチェックリスト、脳波などの生理学的検査、認知・知能などの心理検査などを通して、総合的に診断されます。

日本でおもに診断基準の目安として使われるのは、アメリカの精神医学会が定めているDSM-5（精神疾患の診断・統計マニュアル第5版）と、世界保健機関（WHO）が定めているICD-11（疾病及び関連保健問題の国際統計分類第11版）です。

どちらを用いるかは医師や医療機関によって異なりますが、2つの結果を照らしあわせて診断基準とする場合も多いようです。

たとえば、DSM-5には精神疾患ごとの診断基準として症状や条件などが示されています。ADHDの場合なら、「日々の活動において忘れっぽい」など不注意に関して9つ、衝動性に関して9つの症状があげられており、これらのうち17歳以上ではそれぞれ5つ以上が6カ月以上持続していることが診断基準のひとつになっています。

また、**ウェクスラー式知能検査（幼児用のWPPSI、児童用のWISC、成人用のWAISの3種類がある）もよく使われます。**

ウェクスラー式知能検査の特徴は、「言語理解（ことばの理解、知識など）」「知覚推理（視覚的な問題解決など）」「ワーキングメモリ（新たな情報を保持したり処理する）」「処理速度」の４つに分かれるとの概念から、それぞれの能力を測定し４つの数値の差から得意・不得意を判断することです。

発達障害の人は各指標の数値のバランスが悪いことが多く、そのため能力に凹凸《おうとつ》ができると考えられています。

さらに、面接によって子どもの頃の特性と現在の症状がどのように結びついているかなどを見極め、さまざまな検査の結果を加味して診断されます。

確定診断がおりると、職場に診断書を提出することで、周囲の理解を得られるようになり、仕事がやりやすくなったり、人間関係もスムーズになって、自信をとり戻す人も多いようです。

また、「精神障害者保健福祉手帳」などの障害者手帳を申請して受けとることができます。障害者手帳があると、医療費の自己負担を軽減する「自立支援医療制度」や「障害年金」などの支援制度を利用できます。さらに、税金などの割引が受けられたり、障害や疾患に配慮した職場環境で働くことができる「障害者雇用枠」での求人に応募することができます。

なお、幼少時の情報が不足していたり、症状はあってもすべての診断基準を満たしていないなどボーダーラインの場合には、医師が診断を確定することができず、「診断基準は満たさないが、ＡＤＨＤの傾向が認められる」という結果を伝えられることがあります。いわゆる「グレーゾーン」という判断です。

ＡＰＤの人のなかには発達障害のグレーゾーンという人もいるのが現状です。

「発達障害のグレーゾーン」でなく「認知的な偏り」

近年、「発達障害のグレーゾーン」ということばをよく耳にします。グレーゾーンとはいったいどういう状態なのでしょうか。ここで少しそのことについて考えてみたいと思います。

そもそも**発達障害とは、脳の認知機能に偏りがあり、その結果、得意・不得意にムラのある状態**です。ですが、定型発達の人（健常者）であってもひとつぐらいは苦手なことや不得手《ふえて》なこと、つまり能力的に弱いところを持っているものではないでしょうか。

たとえば、私はものすごく忘れん坊で、小さい頃から忘れ物が多く、大学院生のときには2度も車のキーを落として大変な目にあったことがあります。自分でもあきれるほどのうっかり者とはいえ、さすがにこれはまずいと思い、車のキーに大きめのキーホルダーをつけることにしました。

すると、落としたときにはドサッという音がしてすぐ気がつくし、どこかに置くときにもドンッと「置いた感」があるので、うっかり置き忘れることもなくなりました。

このように、気をつければなんとかなる程度の能力の弱さというのは、だれでも1つや2つは当たり前に持っていて、通常はその人の「個性」とか「特性」と呼んでいます。それを、「ちょっとおかしいから発達障害のグレーゾーンだ」といいはじめると、全員がグレーゾーンに該当することになってしまうのではないでしょうか。


私はこれまで発達障害もしくはその傾向のある人たちとたくさん話をしてきましたが、**発達障害を見極めるのはつくづくむずかしい**と感じています。実際、発達障害の診断を受けてはいるものの、受け答えがしっかりしていてコミュニケーション能力が高く「この人は本当に発達障害なの？」と疑いたくなるような人もいます。

前述したように、精神科などで検査をするときは、幼少期の状況や発達障害かどうかを鑑別する質問紙を使うケースが多くみられます。質問紙については、当人が精神的につらい思いをしているときに回答すると悪い結果が出やすくなります。その一方で、当人が発達障害の症状にあまり気づいていない場合には、質問紙では本来の状態が反映されにくいということもあります。

そのためか、はじめて検査を受けたときは思い悩むことがあって心身のコンディションが悪かったために発達障害と診断されたけれども、あらためて元気なときにもう一度受けたら大丈夫だったという人もいます。

また、最近の発達障害の考え方には、それぞれの特徴を多元的にとらえることや、年齢とともに症状は変化することも指摘されています。

発達障害かどうかの境目がはっきりしないのなら、特性はあっても診断にはいたらなかった人たちや、たとえば不注意傾向ではあるけれど検査するほどではないという人たちのことは、「グレーゾーン」として発達障害に含めるより、「認知的な偏りがある」ととらえたほうがいいのではないでしょうか。

そして、弱いのは注意なのか記憶なのかというように、自分の持っている偏りの特性をはっきりとさせ、そのことと向きあいながら、対応を考えていくことが大事なのではないかと考えています。

発達障害を受け入れて周囲の環境を整えることが必要

ケース6　自分の発達障害を受け入れられず、対応策がとれないOさん

とあるメーカーに仮採用されたOさんの仕事内容は、資材のチェックでした。何をどうチェックするかは上司から細かく指示を受けていました。同じ仮採用の数人と一緒に業務にあたりましたが、Oさんはほかの人と比べて効率よく作業をこなすことができず、上司から低い評価を下されました。その後、Oさんの本採用は見送られ、就職することはできませんでした。

Oさんは「上司の指示がよく聞きとれてなかったから、仕事がうまくできなかった」としてＡＰＤを疑い、面談に来ました。しかし、そのときのことをよく聞くと、

「作業中にいつも見られていたから緊張してうまくできなかった」

「上司にいわれたことが気になって作業に集中できなかった」

「だから自分だけ悪い点数をつけられた。自分は悪くない」

「あの上司のせいで自分は仕事を失った。いまなら上司につかみかかってやりたいぐらいだ」

など、上司のことを非難する発言がつづきました。

Oさんは離職後、すでに他院でASDの診断が出ていましたが、その障害をいまひとつ受け入れにくい状況でした。Oさんの場合は、聞きとりの問題だけでなく発達障害が、業務をうまくこなすことのできなかった本質的な原因だったのです。**現状を打破するには、発達障害を受け入れ、その対応をおこなうことがまずは大切であると考えられました。**

先にも述べましたが、自分(もしくは自分の子ども)がAPDではないかと感じたら、まず発達障害かどうかを見極めることが重要です。Oさんも最初の職場でのトラブルが生じた後、発達障害の診断を受けていました。しかし、その診断を受け入れることができず、職業トレーニングなども積極的におこなうことができませんでした。

発達障害の自覚についてはむずかしい問題とはいえ、専門職だけでなく家族や友人などの理解も重要です。

聞きとりが弱いのは発達障害の影響と考え、口頭指示が少ない部署に配置してもらう、

できなければ指示はメモにして渡してくれるように頼む、など対処を依頼して、上司に相談しながら職場環境を整えることも必要でした。

また、上司も発達障害のことをあらかじめ知っていれば、Oさんに対する評価は違っていた可能性もあります。発達障害という認識がないために、Oさんの業務態度から「指示に従わない」「効率が悪い」と見たままの判断を下したのであって、上司にしてみれば普通に対応しただけともいえます。

発達障害があった場合、それを周囲に伝えることをためらう人もいます。しかし、周囲の発達障害の認識や理解が低いために、仕事に支障をきたしている人も少なくありません。「発達障害との診断を受けて障害者手帳を取得し、障害者雇用枠で就労したら、職場の理解や支援を得られて働きやすくなった」という人もたくさんいます。

人それぞれ症状も環境も違うのでいちがいにはいえませんが、カミングアウトするかどうかはともかく、**自分自身の特性をきちんと把握しておくことは、社会生活をうまく乗り越えていくうえで重要だと思います。**

発達障害タイプの人は、発達障害に対するアプローチがそのままＡＰＤの症状に対するアプローチにもなりうるといえます。

Ⅲ 認知的な偏り（不注意・記憶力が弱い）タイプ

「聞きとり」に欠かせない注意力と記憶力

ＡＰＤのことがメディアでとり上げられるようになる前、言語聴覚センターで私が対応した大人のＡＰＤの内的要因の割合は、６ページの図１の数字とは異なり、発達障害が約74パーセントと断トツでした。しかし、この1年で状況は変わってきました。

今日ほどＡＰＤが知られていなかった頃は、発達障害の傾向が強いことでそれにともなうＡＰＤの症状も重く、日常生活でかなり困っていた人たちが、自分でＡＰＤのことを調べ診断できる医療機関を探して受診するケースがほとんどでした。

しかし、メディアでＡＰＤがとり上げられるようになってからは、発達障害には該当しないものの、**ちょっとした不注意や記憶の弱さという認知的な偏りによって聞きとりに問題を抱えている人たちが、「もしかしたら自分もＡＰＤでは」と気づいて受診するように**なり、内的要因の割合も変わってきたのです。

第2章で述べたように「聞きとり」という作業を成立させるには、

- 相手の話に注意を傾けて集中する
- 話の内容を理解しながら記憶を更新していく

この2つを連携してくり返しおこなうことが必要です。つまり、**認知能力のなかでも、とくに注意力と記憶力とが必要不可欠**です。

そのため、注意力・記憶力のいずれかひとつでも弱さがあると「聞きとれない」「理解できない」という症状に結びつきます。

注意力と記憶力については、単純に切り離すのはむずかしいともいえます。覚えるときには当然のことながら注意力が必要ですし、注意をしていないと覚えるのもむずかしいからです。このため、相互に関係することを理解しつつも、**どちらの認知機能がより弱いのかを検査を使って明確にします。**

不注意タイプを検査で見極める

認知の偏りのうち、不注意タイプとはどのようなものでしょうか。第2章で注意には4つのタイプ（持続的注意、選択的注意、分配的注意、注意の転換）があると説明しました。

大人向けに、それらの注意機能を総合的に評価できる標準化された検査がいくつかあり、以下のようなさまざまな注意課題をおこないます。

・数字を口頭でいったものを即時的にまねていう課題（順唱）
・いわれた数字を反対からいう（逆唱：「5、4、7」といわれたら「7、4、5」と答える）課題
・用紙に書かれた数字やひらがな、記号の中からターゲットをみつける課題
・数字を聞きながら、前に聞いた数字と次に聞こえてきた数字を足した数を答える課題

それぞれの課題に応じて、持続的注意や選択的注意能力などを測っています。

また、検査によっては、聞いて答える聴覚性の課題と、目で見て答える視覚性の課題に分けて実施し、聴覚と視覚での注意力の違いを見極めることができるものもあります。

このような課題を用いると、APDが疑われる方で、注意機能の問題自体が、聴覚だけでなく視覚でも生じているかどうかを見極めることができます。

ケース7　機長と管制官の指示の聞きとりに苦労するパイロットのCさん

Cさんはパイロットになるため懸命に勉強して、大手の航空会社に就職し夢を叶《かな》えました。ところが、実際にサブパイロットとしてフライトするようになると、隣にいる機長やヘッドセットを通した管制官からの指示を聞きとれなかったり、何度聞き返しても聞き間違えていたりすることが多く、ミスの連発で自分でもどうしたのだろうと困惑していました。

そんなときに、まわりから「君、耳が悪いから検査をしたほうがいい」と指摘されました。パイロットの仕事は、一歩間違うと大事故につながりかねないため、聞き間違いによるミスは大きな問題となります。そこで耳鼻科で聴力検査をしたものの、聴力にはとくに問題はありませんでした。

しかし、その後もよく聞きとれないことでミスをくり返すため、いろいろ調べてAPDのことを知り訪ねてこられました。

Cさんは、行動の様子や会話、幼少期の様子からも発達障害の兆候《ちょうこう》はまったく見受けられません。担当ドクターも当初は「（とくに悪いところはないのに気にしすぎる）いわゆる勘違い症候群じゃないかな」と首をひねっていたぐらいです。

しかし、いろいろ検査した結果、**認知的な偏りタイプの中の不注意タイプ**であることがわかりました。通常であればとくに問題にはならないぐらいの不注意傾向ですが、Cさんの職場環境ではそうはいきません。

飛行機のエンジン音やゴーッという飛行による風を切る音などコックピット内の騒音は非常に大きく、ある調査によるとガード下やパチンコ店と同じぐらい（80デシベル程度）の騒音だとされます。

そのような騒音下で、ヘッドセットを通した不明瞭な声を聞きとるのは、普通に考えても大変です。しかも隣の機長は肉声なので、**片耳で肉声を、もう片耳でヘッドセットの音声を、それぞれ注意を切り替えながら聞きとっていかなくてはなりません。**

Cさんの場合、職場環境からノイズを抑えることは不可能ですし、聞こえを補う送受信機（186ページ）も使えません。本来なら静かな環境の地上勤務に配置転換してもらう

図9 注意コントロールの効果（大人のAPD例　雑音下での文章聞きとりの結果）

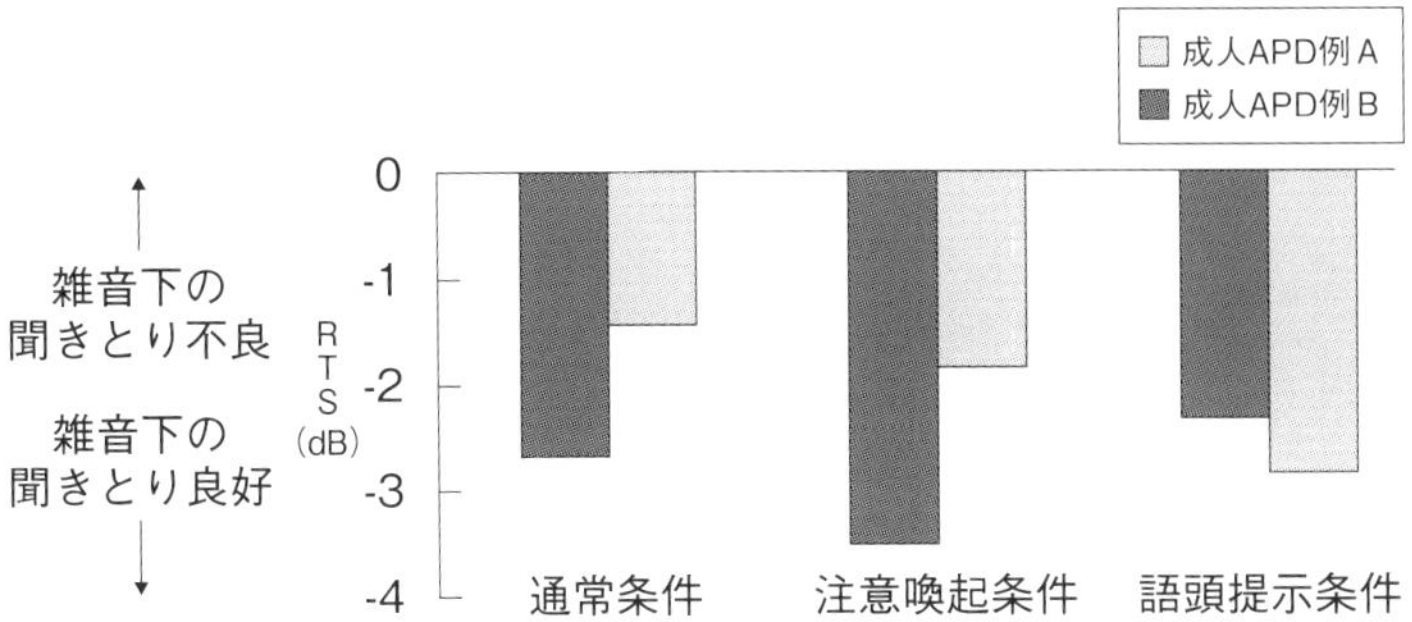

なんらかの注意コントロールによって、
聞きとり改善に効果がある可能性あり

のがいちばんいいのですが、パイロットになるためにここまで頑張ってきたのですから、そういうわけにもいきません。

Cさんのように環境を変えることが困難な場合には、まず自分の特性を理解して、そのことをつねに意識し、さらにはまわりにも少し大きめの声で話してもらうなどの配慮を求めることです。

Cさんの職場環境はこれだけの騒音下ですから聴覚トレーニング（191ページ〜）でどれほどの効果を得られるかはわかりません。やはり自分自身が不注意傾向であることを自覚し、自分なりに注意を喚起《かんき》する方法を見つけたり、まわりの理解を得て、情報を得やすいようにする方法が必要といえます。

前ページの図9は大人のＡＰＤの方2名におこなった、雑音下で文章を聞きとってもらう検査の結果です。真ん中の棒グラフからは、注意しようと意識する（注意喚起）すると聞きとりが伸びる場合もあることがわかります。注意という意識をコントロールすることで、聞きとり改善の可能性があることはぜひ知っていただきたいと思います。

記憶力の強いタイプと弱いタイプ

「聞きとり」に欠かせないもうひとつの認知機能、記憶についても、それを評価する標準化された検査がいろいろあります。

・耳からの情報の記銘・再生を調べる課題
・目で見た図形などを保持して選択肢から答える課題
・異なる図形や色を組みあわせて覚え、対《つい》となるものを答える課題

など、検査によってさまざまな課題があります。注意検査と同様に、耳からの記憶である聴覚性と目からの記憶である視覚性に分けて考えられる課題があります。

記憶力の弱いタイプのＡＰＤの人は、少し長めの話を覚えてそのまま話してもらう課題

では、そのなかのいくつかのキーワードは部分的に覚えていても文脈が頭に残らず、正解できるのはストーリーのはじめのほうと最後の結末のところぐらいです。なかには部分的な単語をつなぎあわせたために、違う話になってしまう方もいます。

たとえば、「公園でなわとびをした」が「公園で遊んだ」になったりします。これは、「公園で何かをした」ということは覚えていても、「具体的にどういうことをしたか」という細かいことまでは覚えていられないために起こります。

また、「初頭効果」と「新近効果」といって、複数の事柄を一気に覚えるときには、最初と最後に示された情報ほど覚えやすいという心理効果があります。最初は頑張って覚えようとするから印象に残りやすいですし、より近い記憶ほど短期記憶上に残っているためとり出しやすいのですが、途中は中だるみして抜けやすくなります。

そこで、たいていの人は、頭でざっくりとイメージ化しながら聞いています。こうすることで、長期記憶のひとつである意味記憶（いわゆる暗記タイプの記憶）に入りやすくなります。

たとえば、歴史の年号を覚えるときに「794年平安京遷都《せんと》」と覚えるより、「鳴くよ（794）ウグイス平安京」と覚えるほうが、イメージがわいて記憶に残りやすくなります。ことばで覚えるより映像で覚えるほうが忘れにくくなるのです。

記憶力にもいろいろありますが、ＡＰＤにおける記憶力の弱さは、もともとの記憶の容量と、それを増やす能力と、その両方、あるいはその記憶をになう注意力に関係があるのではないかと思います。

【ＡＰＤと記憶力の弱さの関係】

・もともとの記憶容量が関係
・記憶容量を増やす能力が関係
・記憶容量とそれを増やす能力の両方が関係
・記憶をになう注意力が関係

90ページ～の「短期記憶とワーキングメモリ」の項目でも説明しましたが、私たちが短期間で一度に覚えられるのは4アイテム程度といわれます。これは平均であって、2アイテムしか覚えられない人もいれば、6アイテムぐらい覚えられる人もいる、ということです。

また、私たちは、情報をいくつかのグループに分ける（チャンク化）ことで、携帯電話や郵便番号のような長い数字を覚えることを可能にしています。このチャンク化に別の記憶術を合わせることで、さらに記憶容量を増やすことができます。

たとえば、先に述べた年表の例のようにチャンク化した数字を語呂合わせにしてイメージ化すると、意味記憶にすることができます。このとき、映像がリアルであればあるほど、記憶に定着しやすくなります。

記憶力のいい人というのは、もともとの記憶容量が大きいうえ、チャンク化やイメージ化といった記憶スキルを駆使することがとても上手なのだと思います。たとえば円周率を100桁《けた》覚えているような記憶力のいい人は、たいてい自分なりの記憶スキルを持っています。

記憶力の弱いタイプの人たちは、そうした記憶スキルを身につけるように取り組むことも一手ではないかと思います。

Ⅳ 心理的な問題タイプ

ストレスや心理的な問題が原因になるＡＰＤ

ケース8　3年前から急に聞きとり困難の症状が出てきたEさん

３人のお子さんを持つEさんは、とある営業所で事務の仕事をしています。オフィスは近くに工場があってつねに大きな騒音がしていますが、電話応対や職員からの仕事の依頼などを受け、とくに問題なく過ごしていました。

ところが、３年前からオフィスの中で職員の話を聞きとるのがむずかしいと気づくようになりました。仕事だけでなく、生活の中でも、友人との会話に支障が出るようになりました。

「いままでは騒がしい環境でも平気だったのに、なぜ聞きとりにくくなったのか？」と心配になり耳鼻科で調べてもらいましたが、聴力は落ちていませんでした。それでも聞きとりにくさがつづき、心配になり言語聴覚センターを訪ねてきました。

　Eさんが**APD症状を自覚したのは3年前とはっきりしています。**「その前はちゃんと聞こえていましたか？」と何度も確認しましたが、「それまでは間違いなく聞こえていました」とのこと。さまざまな聴覚検査でもまったく問題はありませんでした。また、さかのぼって幼少期や若い頃のことをうかがっても、とくに発達障害を疑う要因は見出せません。

　そこで、3年前にいったい何があったのかとその頃のことをくわしくうかがうと、**ちょうど単身赴任をしていたご主人が戻ってきた時期**であることがわかりました。

　Eさんのご主人は、育児にはまったく協力的ではなく、基本的にずっとEさんのワンオペ（ワンマン・オペレーション）状態でした。互いの実家の親は、全然手を貸してくれません。3人の子どもを育てながら仕事もしてと、孤軍奮闘《ふんとう》しているEさんに、夫の母親から「もっと息子の面倒もみるように」といわれたそうです。

　それでも、ご主人が単身赴任中はなんとか回せていました。ところが、ご主人が帰ってきたことで、負担が増えることになりました。理解のないご主人とは別れたいと思うものの、3人の子どもを育てるには自分の収入だけでは厳しく、そうもいきません。

　そうして、**心身ともに大きなストレスを抱えた状態で毎日過ごしているうちに、Eさん**

は疲れ果ててしまったのです。

Eさんのｒ＿の症状は、いわば体からのSOSです。わかりやすくいえば、ストレスが耳にきたのです。そんなストレス過多でまいっているEさんに必要なのは、悩みを聞いて相談に乗ってくれるカウンセリングです。すぐさま問題を解決することはできなくても、悩みをだれかに話すことで気持ちが安らぐということはあります。

Eさんには、カウンセリングを受けてもっと気持ちを楽にする必要があることをお伝えしました。また、もう少し仕事を減らすか、子育て支援をしてくれるファミリーサポートセンターなどを上手に利用して、心身の負担を少しでも軽くするようにとのアドバイスもしました。

ストレスやその人の気持ちの持ちようなど心理的な要因によっても、聞きとり困難というAPDの症状があらわれることがあります。

たとえば、心に強く引っかかることがあると、上《うわ》の空になりがちです。そういうときに人から話しかけられても、さっと気持ちを切り替えて相手の話に集中することは、なかなかむずかしいものです。

私自身、なにか気になることがあって不安な気持ちに強くとらわれているときは、話しかけられても「うん、うん」と形式的にうなずいているだけで、あとで内容がほとんど心に残っていないということがあります。

気持ちの問題で、聴力が低下する心因性難聴というものもあります。友人関係などのストレスによって、本来は聞こえているはずなのに聴力検査では聴力が低下するのです。APDの場合には聴力自体は低下しませんが、**不安やストレスは、基本的な傾聴、つまり「耳を傾けて話をきちんと聞く」ということに対する阻害《そがい》因子**になると考えられます。

APDは基本的に先天的な特性が影響しますが、大きなストレスが原因でAPDを発症している場合には後天的なものですから、ストレス源がなくなればAPDの症状も解消する可能性があります。

Eさんの場合も明らかにストレスが原因ですから、**気持ちが安定すればAPDの症状も改善する可能性は高い**といえるでしょう。

ただ、**心理的な問題タイプのAPDは、この先も増える傾向にあるのではないか**と感じています。昔に比べて社会構造が複雑化した現代では、心理的な問題で負荷がかかる人が多くなっているからです。

以前から「生きづらさ」を訴える人はいましたが、それはごく一部の人たちでした。しかし、ここ10年ほどで小学生の子どもたちでさえ生きづらさを感じるような時代になってきました。**日本人全体がストレスに対する耐性が弱くなってきたのかもしれません。**

もしも、ある日突然聞きとりにくさを感じるようになり、突発性難聴など聴力の問題でないのなら、ストレスが原因かもしれません。

そういうときは、**自分自身と向きあってストレスの原因を見つけ、それをとり除くことが第一です。**すぐにストレス源をとり除けないのであれば、**自分なりのストレス解消法を見つけて、息抜きをすることも大切**です。

自分自身を大切にすることが、間接的にＡＰＤの症状を改善することにつながります。

ケース9 「死にたい」ほどの苦しみからＡＰＤを発症したＬさん

「うちの娘はどうも聞こえていないようです」というお母さんに連れ添われて来院した大学生のＬさん。ご自身も聞こえにくさを訴えたので、聞きとりの検査をしましたが、結果はとてもよく、基本的な聞こえには問題はなさそうでした。

ただ、面談中も元気がなく、また、聞こえにくさを感じるようになったのは大学生になってからとのことだったので、心理面に問題があるのではないかと考え、ふだんの生活やこれまでのことをいろいろとうかがっていきました。

するど、友人関係がこじれて不登校になった経験があったり、大学生活にもつまずいていまも休学中だったりと、いろいろ大変なことがあったことがわかりました。

さらに掘り下げて話を聞いていくと、やがて「死にたい」「生きていても意味がない」ということばが飛び出すようになりました。


Lさんの場合は、明らかに精神的な問題が起きているのだと確信しました。検査上は出なかったものの、**聞こえにくいというAPDの症状もやはり心理的な問題からきているの**です。

しかし、これ以上掘り下げようとすると、精神的に追い詰めてしまうことになり危険な場合もあるので、話をうかがうのはここまでにして専門的なカウンセリングをおすすめしました。これほど重いものを背負っていたら、やはりカウンセリングが必要です。

Lさんが死にたい本当の理由は何なのか。友人関係なのか、親子関係なのか、恋愛問題なのか……。そこは精神科医や公認心理師（心理に関する国家資格をもつ専門職）などの専門家にお任せし、Ｌさん自身が気づいていない深層心理をうまく引き出しながら、心のケアをしていただきたいと願っています。

Ｌさんを苦しめている原因を少しでもとり除いていくことができれば、ＡＰＤの症状も自然に軽減していくものと考えています。

性格によっても聞きとりに差が出る

ケース10　ＡＰＤの検査は「異常なし」でも、聞きとり困難に悩むＩさん

有名大学を卒業して公務員として働いているＩさんは、部下からの話が聞きとりにくいと感じるようになりました。さまざまな聴覚検査をおこないましたが、結果は「異常なし」でした。

発達障害傾向もなく、家庭も円満、職場では長く仕事をしてきて同期よりも早く出世していました。社会的な問題は生じていないのですが、本人だけは問題を大きく感じているのでした。

幼少期の話をうかがうと、やや集中力がない様子もありましたが、自分なりに

勉強をするときには工夫をしており、学校生活でも受験においても乗り越えてきたとのことでした。

Ｉさんは検査には出ない程度の不注意傾向を持っている様子でしたが、文書のチェックは何度かくり返すことや、疲れてきたら少し時間をおいてから見直すようにすること、メールを活用するなど、自らできる工夫をずっとしてきました。**本人の努力によって不注意に対するカバーができていた**ので、これまでは何も問題がみられなかったのです。

しかし、Ｉさん自身は「人の何倍も努力してきたからいまの自分がある」と感じていました。「この先もずっとこの努力をつづけなければならないのか」という心配もあったようです。

Ｉさんのように知的レベルの高い人は、多少聞こえにくさがあっても推測力を働かせてうまくカバーすることができているのだと思います。だから仕事においても大きなミスなくこなせているのです。

ただ、その反面、自分のことをよくわかっているため、

「ほかの人に比べてうまく聞きとれていない気がする」

「この状態で仕事をつづけていて大丈夫か」

と必要以上に不安になり、実際よりも症状を重く感じがちです。

性格特性として、**真面目で仕事に対する責任感が強い人は「どのくらい聞こえているか」を気にするあまり、ＡＰＤのような症状を感じて苦しい思いをすることがあります。**

これまで述べてきたように、大人のＡＰＤにはⅠ～Ⅳの４つのタイプがありますが、同じタイプであっても、その人の性格や気の持ちようによって症状には大きな差が出ます。また、**本当はＡＰＤではないにもかかわらず、ＡＰＤのような聞きとりにくい症状を感じる人**もいます。

そのような人たちに共通する性格傾向として、次の３つがあります。

・**「気にしやすい」「真面目」**
・**生じたミスを自分の責任と感じやすい**
・**人との関わりの中での自分の状況がよく見えている**

たとえば、騒音のひどい場所であったり相手が早口だったり、あるいは電話で聞き慣れない地名（たとえば北海道のハッサム〔発寒〕やトドホッケ〔椴法華〕など）をいわれたりすると、聞きとりづらいことはだれにでもあります。

そういうとき、あまり気にしない性格の人であれば「なんだかよく聞こえなかったけど、まあいいか」と受け流したり、「ハッサムで合ってますか？　聞き慣れない地名なのですみません」などと聞き返したりすることを厭《いと》いません。

ですが、気にしすぎるタイプの人は「どうしよう、また聞きとれなかった」とか「何度も聞き返すと相手に申し訳ない」などと気に病み、**聞きとれない状態に過敏になるあまり、気にしないタイプの人よりも自覚症状が重くなりがち**です。

また、だれでも100パーセント聞きとれているわけではなく、聞きとれなかったところは推測力でカバーしています。そのことをたいていの人は気にもとめていません。

しかし、**真面目すぎる人**は何事も100パーセントでなくては気がすまない完璧《かんぺき》主義なところがあるため、聞きとりにおいても80パーセントぐらいのレベルだと不安になって「全然聞きとれていない」と**自分の症状を重く見積もりがち**です。

責任感の強すぎる人も、何事においても原因を自分の中に見つけようとするため、やはり**症状が重くなりがち**です。本当は自分の聞き誤りが原因ではないトラブルも、「また聞き違えたのかも」「自分は本当にダメな人間だ」と思い込んで自分を責め、精神的に落ち込んで、ますます症状を悪化させるという悪循環を招きやすいところがあります。

そうして、自信を失いコミュニケーションをとることが怖くなって、引きこもりになってしまう人もいます。

それに対して、世の中には自分のミスであっても人のせいにして「自分は悪くない」と開き直れる人もいます。たとえば、石につまずいて転んだときに「(足元をよく見ていなかった)自分が悪いんじゃない、ここにこんな石があるからいけないんだ」などと原因を自分でないところに向けられる人は、聞きとれないのも自分のせいではないと考えるため、症状は軽くなります。

このように、「性格」と「APD症状の程度」には少なからず関係があります。

また、まわりの人と比べて自分はどうなのかという、人との関わりの中における自分の状況や「立ち位置」がよく見えている人ほど、症状が重くなる傾向があります。そのため、まわりが見えにくい発達障害タイプの人よりも、そうではないタイプの人たちのほうが、症状が重いように見受けられることがあります。

「病は気から」といいますが、「聞こえないこと」を気にしすぎると症状が悪化しかねません。

こうした性格傾向の人は、先ほどのＩさんのように、ＡＰＤではないのにＡＰＤのような症状を感じてつらい思いをしてしまうこともあります。おそらく**本書を読んでいる方のなかにも、ＡＰＤではない方が少なからずいるのではないかと思います**。

そのようなことにならないよう、自分自身の性格特性を理解して、**あまり気にしすぎないようにすることも、聞きとり困難の症状を改善させるうえで大切です**。

そして、もしＡＰＤであった場合には、第４章で紹介しているライフハックなどを身につけて少しでも困りごとを回避しつつ、ＡＰＤと上手につきあいながら、毎日を前向きに明るく過ごしてください。

ＡＰＤにはＣ型タイプの性格が多い

ＡＰＤと性格の関係について、少しお話ししましょう。

その人の性格の傾向をとらえるために性格検査をおこなっています。いろいろな検査がありますが、私は「ＹＧ性格検査（矢田部ギルフォード性格検査）」を使っています。これは１２０項目の性格特性に関する質問に対して、「はい」「いいえ」「わからない」で回答し、そこから得られる12の尺度（主観性・客観性・社会性・協調性・思考性など）を複合的に見て、性格をいくつかのタイプに分ける検査です。次の5つは一般的な分類になります。

A型（平均型、情緒《じょうちょ》安定型）
B型（独善型、積極的だが情緒不安定）
C型（平穏型、温順寡黙《かもく》、内向性、命令に従順）
D型（管理者型、安定積極型）
E型（異色型、寡黙、消極型）

これまでの臨床研究の結果、APDを抱える人たちには、C型タイプがもっとも多いことがわかりました。**協調性はあるけれど社交的ではなく、つねに空気を読んで和を乱さないよう自分を抑えることが多いタイプ**のため、悩んだりストレスを抱えることが多く、そうした精神的な抑圧が聞こえにあらわれるのかもしれません。

また、**次に多いのはE型の人**です。寡黙で消極的で、はたから見ると何を考えているのかわからないような、いわゆる「ちょっと変わってる」とみられるタイプです。ＡＳＤ傾向があるような人では、このE型の性格傾向になることが多いです。

このタイプはまわりからとらえにくいタイプで、本人は「だれにも理解してもらえない」と孤独感や疎外《そがい》感を感じながら、まわりを気にして生きているのかもしれません。

聞きとり環境など外的要因の影響

雑音はすべてのAPDに共通の要因

APDは内的要因のほかに、どのような環境で話を聞いているのかという「聞きとり環境」（外的要因）の影響によって、重症度が大きく左右されます。

APDの多くの人に共通する訴えに「雑音があると聞きとれない」けれども、「静かな環境であれば聞きとりにくさを感じにくい」という人が少なくありません。ですから、騒音の多い工場やひっきりなしに電話の鳴るオフィスなどで働いている人は、職務上の困難、つまり困りごとが大きくなりやすいといえます。ほかにも、たとえば、

・大勢の人が会食をする居酒屋やファミリーレストラン

・飛行機や電車などの乗り物の中
・駅のホーム
・教室や講義室
・繁華街

　このような雑音の多いところでは、なおさら聞きとりにくさが増します。**雑音は、聞こえのメカニズムのすべてにおいて邪魔《じゃま》になります。**そのため、健聴な人であっても雑音下では聞きとりにくくなります。まして、聞きとり困難の症状を抱えるAPDの人であればなおさらです。

　したがって、内的要因にかかわらず、雑音はすべてのAPDに共通の外的要因となります。

　ただし、雑音下で聞きとれないのは、ただうるさいからというだけでなく、もともと語彙《ごい》力が少なくてことばを理解できないとか、内容を覚えられないとか、不注意でところどころ抜けるとか、いろいろなことが複合してAPD症状が起きているケースが少なくありません。

　とくに子どもの場合には、発達障害に次いで「言語環境」がAPDのおもな要因のひと

つとなっています。

現在は、英語教育の過熱化によって、「幼児期から英語環境を」といわれるようになっています。**母国語である日本語を十分に獲得《かくとく》しないままに、ほかの言語ばかりを学習したり、両親の言語が異なるなどの言語環境のズレがある場合には、聞く力自体も育ちにくい**ようです。

このように、「雑音があると聞きとれない」といっても背景要因はさまざまです。ですから、雑音をとり除けば問題が解決する人もいますが、その一方で、それだけではうまくいかない人もいるということを覚えておいてください。

雑音のほかにも、たとえば、**相手が横を向いていたり後ろにいたりすると、聞きとりにくくなります。**自分の正面にいる人よりも注意が向きにくいことも影響しているかもしれません。

たとえば、多少雑音のあるレストランでも、相手がひとりで目の前に座っていれば、それなりに聞きとって会話することができます。しかし3～4人のグループになると、横や斜め前に座っている人が話しだしても気づかなかったり、気づいてもうまく聞きとれなかったり、あるいはみんなが一度に話しだしたりするとだれの話も聞きとれなくなって、会話についていけなくなってしまいます。

また、相手がマスクをしていると、口元が見えないうえに声もこもるため、なおさら聞きとりづらくなります。

APD以外の原因でも聞きとれなくなる

APDではないにもかかわらず、

「聞こえるけれど、何をいっているのかわからない」

「雑音があると聞きとれない」

このようにAPDによく似た症状を持つ人もいます。

片耳に難聴がある片耳難聴の人も同様です。静かなところでは片耳ですべて聞きとれてしまうので問題はないのですが、雑音の中でことばを聞こうとすると、両耳によってことばを聞きとる機能を使えないため、聞きとりにくさを抱えるのです。

また、「オーディトリー・ニューロパシー（ANSD：Auditory Neuropathy Spectrum Disorder)」という障害があります。オーディトリー・ニューロパシーは、内耳《ないじ》の機能には問題がないものの、内耳と聴神経をつなぐ部分（シナプス結合部分）での問題によって起こると考えられています。聴力は、正常から高度の難聴をともなうものまでさまざまです。

難聴が正常あるいはごく軽度の場合、症状としてはＡＰＤに類似していますが、内耳の外有毛《がいゆうもう》細胞の働きをみるための「耳音響放射《じおんきょうほうしゃ》（ＯＡＥ）」という検査と、「聴性脳幹反応《ちょうせいのうかんはんのう》（ＡＢＲ）」という検査（１６６ページ～参照）によって異常のあることが明白で、耳科的に明瞭な診断ができる点でＡＰＤと異なります。

オーディトリー・ニューロパシーの場合、ＡＰＤとは異なり、静かなところでもことばの聞きとりが悪くなったり、時間分解能（音の時間情報についていく能力）も弱くなっていることが多いのも特徴です。

ほかにも、最近では「隠れ難聴（Hidden Hearing Loss）」についても報告されるようになっています。この診断に関しては現段階で明確な基準がみられませんが、大音量で音楽を日常的に聞く、かなりの騒音のあるところで過ごす、強大音に一時的でもさらされる、などがあると、ＡＰＤの前に隠れ難聴を疑う必要があります。

また、先にもふれましたが、**睡眠障害の人にも、聞きとり困難の症状が出ることがあり**

ます。

寝不足になると日中のパフォーマンス能力が落ちることは、だれしも経験上ご存じだと思います。これは、睡眠が不足すると昼間でも眠くなって覚醒《かくせい》度が下がるためです。**覚醒度が低い**と一生懸命注意しようとしても、意識そのものが低く全体の注意量が少なくなって、**不注意傾向になってしまいます。**覚醒の中枢《ちゅうすう》は脳幹の網様体賦《もうようたいふ》活系《かっけい》と呼ばれる領域ですが、ここは注意の中枢のひとつでもあります。

そのため、覚醒レベルが下がると、注意力も影響を受けて下がりやすくなってしまうのかもしれません。

仕事にしろ勉強にしろ、何か作業をするときは、目的に対して注意を向け集中することが必要ですが、睡眠不足で覚醒度が下がってしまうと集中力がつづかず、作業能力が下がってしまいます。

これは、話を聞くときも同じです。**睡眠不足のときは、相手の話を聞いている途中で意識が一瞬ぼんやりして、ことばを聞き漏らしたり、聞き漏らしたことばを会話の流れから推測したりすることがむずかしくなり、聞きとりに影響をおよぼします。**

実際に私が面談をしたある小学校の先生にも、睡眠障害がありました。

まだ治療中の方で、授業をするときは一方的に自分が話していて覚醒状態にあるため、聞きにくさはまったくないのに、職員会議などではすぐにうとうとしてしまって、話がまったく入ってこないと訴えていました。授業の合間の休み時間でも、話しにくる子どもたちの声を騒がしい教室の中では聞きとれない、ということでした。

なかなか寝つけないとか、すぐに目が覚めるとか、睡眠障害のある人は、ＡＰＤの前にまず睡眠に対する治療を受けることをおすすめします。睡眠状態が改善すれば、聞きとり能力も改善するといえます。

睡眠も十分とっていてとくに障害もなく、聞きとり検査でも異常がみられなくても、**緊張度の高い人は聞きとりにくい状況になる**ことがあります。

たとえば、知らない人とちょっと話すと赤面してしまうような人が、急に接客対応を迫られたりすると、あがってしまって聞きとれなくなったりします。

また、上司と話をする際には緊張が高くて、聞き逃さないようにしようとするあまり、かえって力が入りすぎて、大事なことが入ってこなくなってしまうことがあります。緊張しすぎて何も聞こえなくなってしまうのです。こうした**あがり症の人は、日頃からリラックスを心がける**ことです。

同じように、自分の聞こえの状態を気にしすぎるあまり、聞きとり検査ではまったく異常がないにもかかわらず、「聞きとれていない」と感じている人もいます。

このように、実際には何の問題もないのに、聞きとり困難ではないかと感じている人も少なからずいるのです。この1年で私が面談した方のなかにも何人かいました。

脳の聞きとりのメカニズムは非常に複雑ですから、脳の認知機能に問題がなくても、感情や情動をコントロールする機能からの影響を受けて、一時的に聞きとりにくいという自覚症状が生まれることがあるのかもしれません。

また、**中耳炎《ちゅうじえん》の後遺症でAPDの症状を呈《てい》することがある**という報告があります。

中耳炎は、風邪《かぜ》やインフルエンザ、アレルギー性鼻炎などがきっかけで鼻の奥に細菌がたまり、それが耳管《じかん》を通って中耳に感染することで起こります。軽ければ中耳の中までは炎症が広がらず鼓膜《こまく》の炎症だけで終わりますが、重いと鼓膜が腫《は》れて痛み、振動する力も落ちるため耳が聞こえにくくなります。

生後1カ月までに62パーセントの子が、3歳までに83パーセントの子が、一度は急性中耳炎になるといわれていますが、そのほとんどは自然に治癒《ちゆ》します。

しかし、治癒に時間がかかったり、滲出《しんしゅつ》性中耳炎のように中耳炎自体に気づかずに放置してしまっていたケースなど聞こえにくい期間が長期間になると、それが治った後にＡＰＤのような音声を聞きとりにくい状態がつづくという報告があります。

ただ、中耳炎にどのくらいの期間がかかると、その後の聞きとりに影響をおよぼすのかはまだわかっていません。

第4章

「聞きとりづらい」と思ったら

——検査とライフハック

「聞きとれない」に気づくのは大人になってから

序章でもお話ししたように、社会人になってはじめてＡＰＤの症状に気づいたという人がたくさんいます。子どもの頃というのは、たとえば、

「人の話をちゃんと聞いてない」
「なんかぼーっとしている」
「『えっ？　えっ？』と聞き直しや聞き間違いが多い」

というようなことがあっても、それが子どもらしさとして受けとられ、とくに問題視されず見逃されることが多いからです。

また、先生の話が聞きとれなくて授業についていけなくても、自宅や塾で本や参考書を見れば後から学習できるため、成績にもあまり影響が出ないことも、見落とされる要因のひとつとなっています。

そのうえ、欧米に比べると日本ではＡＰＤ自体がまだあまり知られていません。

図10 APDを抱える人が聞きとり困難を自覚した時期

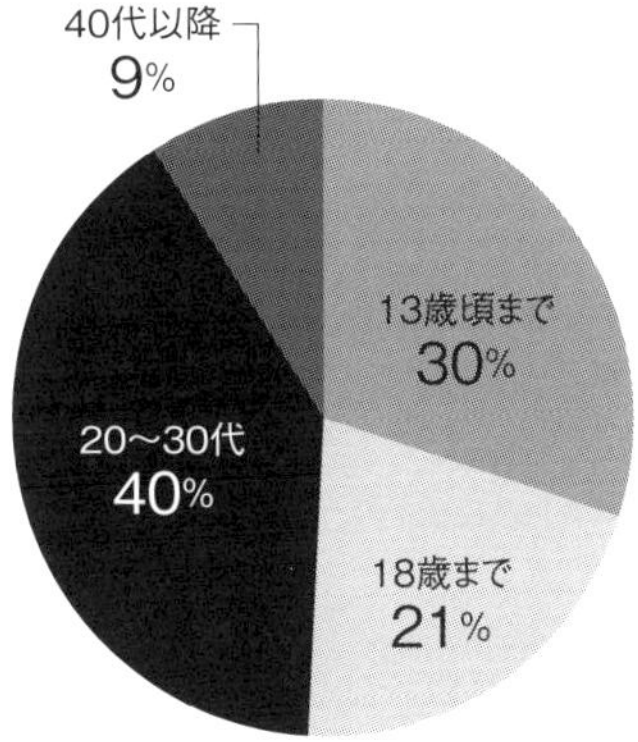

・20歳前後の年齢になって、聞きとり困難を自覚することが多い

・13歳未満で自覚する例は少なく、小児の場合には、保護者・教師など周囲の人からの指摘で気づくことが多い

そうして、APDに気づかないまま成長するケースは珍しくありません。ところが、社会に出て仕事をするようになったとたん、たとえば、

「新しい業務を覚えるとき、説明されている内容を理解しにくい」

「上司や先輩から『あれやっといてといったのにまた忘れたのか』『いったことを覚えてないよね』などと指摘され、メモをとろうと努力するけれど途中でとれなくなる」

「会議で複数の人が同時に発言すると、だれの話も理解できない」

「電話の話が聞きとれず、とりつぎができない」

「何度も聞き返して、相手に露《ろ》骨《こつ》に嫌な顔をされた」

といった具合に聞こえないために仕事上のトラブルが増え、それをきっかけに自分のAPDに気づくというケースが珍しくありません。とくに20〜30代の働き盛りの年齢の人に多いようです（図10）。

なかには、聞きとり困難が原因で仕事上のトラブルが絶えず、いたたまれなくなって、自分から会社を辞める人もいます。

こうした「大人のAPD」の大半は、「大人になるまで見過ごされていたAPD」ですが、「心理的な問題タイプ」のように大人になってからAPDになる人も皆無《かいむ》ではありません。

後天的なAPDも含めると、世の中には、聞きとれないことに苦しみながらも理由もわからず相談もできず、ひとりで悩みながら仕事や子育てを頑張っている、そんな隠れAPDの大人の方が少なからずいるのではないかと思います。

診断には聴覚だけでなく発達や認知の検査が必要

日本ではまだAPDの診断基準は定まっていません。

現時点では、通常の聴力検査は正常でも、雑音下でのことばの聞きとりや、複数のことばを聞きとるなど、やや複雑な聴覚検査で一定の基準からはずれた場合にAPDである可能性が指摘されています。

また、検査についても、APDを正確に判断できる方法は開発中のため、いくつかの検査をおこなって総合的に判断することになります。

海外のガイドラインでは、「APDかどうかを判断するには、聴力検査と聴覚情報処理に関係する検査をおこなう」というように、聴覚面での検査をおこなうようになっています。しかし、これまで述べてきたように、発達や認知機能の問題については、聴覚面での検査だけでは本来の問題を見出せない可能性が高いと私は考えています。

最近になって、海外でも発達や認知機能の影響が指摘されるようになってきたため、現場では混乱が生じはじめているようです。

こうした海外での認識の変化もかんがみて、APDの診断にあたっては、聴覚面での検査だけでなく、発達や認知機能などを総合的に評価することや、ＡＰＤ症状を抱える人がどのような性格なのか、またどのような環境にいるのかなど、周辺の情報にも敏感となって話をうかがう必要があると考えています。

この章では、これまでの研究から、いまの時点でベストだと考え、実施している方法について紹介します。

まずは基本的な「聞く」検査で、ＡＰＤ以外の可能性をつぶす

ＡＰＤは聴力には異常がないことが大前提ですから、聴力検査は必須です。聞きとりにくさを訴える人のなかには、じつは聴覚障害があったというケースも少なくありません。ほかの聴覚障害である可能性をできる限り除いておくことが第一です。

ですから、**「純音聴力検査」**（61ページ）と**「語音聴力検査」**（63ページ）の２つの検査の結果は必要です。場合によっては**「耳音響放射《じおんきょうほうしゃ》（ＯＡＥ）」**もおこなうことがあります。

「耳音響放射」は、音に対して蝸牛《かぎゅう》の外有毛細胞《がいゆうもう》がきちんと反応して動いているかを調べる検査です。この外有毛細胞は、音に呼応するかのように、耳から外に向けて逆に音を放射（耳音響放射という）しているのです。つまり耳の中からエコーが返ってきているわけ

で、その働きをになっているのは外有毛細胞です。

この検査は内耳《ないじ》の機能を調べる検査ですが、生まれてすぐの赤ちゃんが難聴かどうかを判断するための検査（新生児聴覚スクリーニングという）のひとつとしても利用されています。

APDの場合は、3つの検査ともに正常です。ですから、純音聴力検査や耳音響放射が異常ならば難聴と考えられますし、語音聴力検査が異常なら別の病気や障害が疑われます。

たとえば、前章で解説した「オーディトリー・ニューロパシー」（154ページ）という障害があると、語音の聞きとりが悪くなる場合が多いです。聴力検査によって難聴やこうした別の障害の可能性を消去します。

さらに、聴覚伝導路に異常がないかを調べる**「聴性脳幹反応《ちょうせいのうかんはんのう》（ABR）検査」**や**「聴性中間潜時反応（MLR）検査」**などをおこなう場合があります。ABRは、先に述べた隠れ難聴があるかどうかを調べるうえでも用いられます。

APDの症状がある人で、脳損傷がある人では聴覚伝導路に問題がみられますが、脳損傷の既往などがない場合には、これらの検査では異常がみられないことがほとんどです。

「聞きとる力」を調べるAPDの検査

基本的な検査によってふるいにかけ、聴力に問題がなくAPDの可能性があることがわかったら、「聴覚認知検査」をおこないます。

まず、APDのスクリーニング（選別）において、本人や家族に答えてもらう聴覚情報処理に関する質問紙（アンケート）は非常に重要です。質問紙だけではAPDを判断できませんが、聞きとり困難の症状がどの程度強いのか、その程度を知るためには欠かせません。

欧米ではさまざまな質問紙が開発されており、代表的なのが「フィッシャーの聴覚的問題に関する質問紙（FAPC）」で、日本でも翻訳したものが使われています（序章に掲載した子ども向けのAPDチェックリストと同じ）。また、日本で子ども用に開発された「聞こえの困難さ検出用チェックリスト」（小川征利開発）も用いられています。

大人用には、私自身がいくつかの質問紙を組みあわせて作成した「聞こえにくさのチェックシート」（11ページ〜）を使っています。

図11 両耳分離聴検査

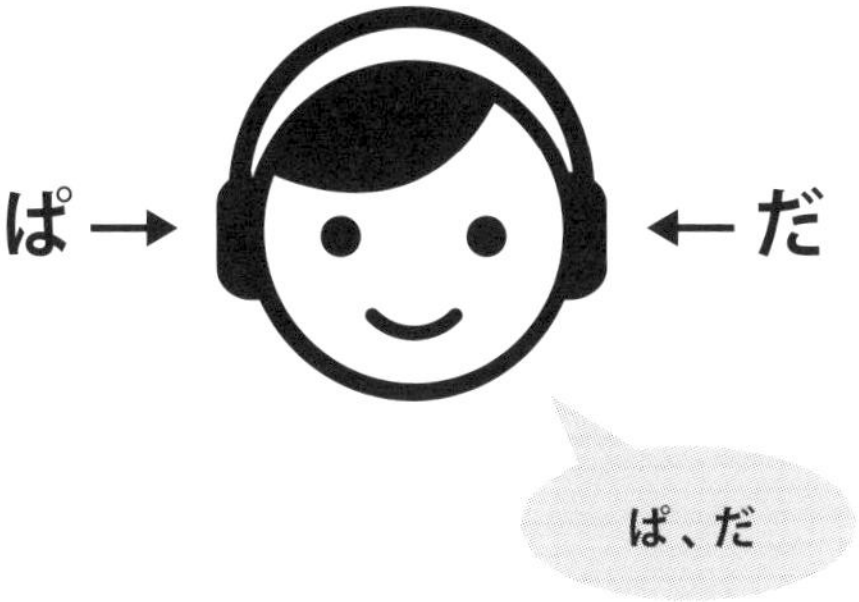

左右の耳にそれぞれ異なった音声（数字・単語・文章など）を同時に聞かせ、それを復唱させる（図では右耳に「ぱ」、左耳に「だ」を聞かせて復唱）。左右からの音を分離して聞きとったり、統合したりする能力を調べる

その次に、**「聴覚情報処理能力検査（APT）」**をおこないます。

APTは、「両耳分離聴」「低冗長音《ていじょうちょう》の聴取」「時間情報処理」「両耳融合能」「聴覚識別能」の5つの聴覚情報処理能力を測定する検査で構成されています。さらに、認知面を評価する検査を加えることで、いままで解説してきたAPDとして考えられるタイプについて分析《ぶんせき》できるものになっています。5つの検査内容を紹介します。

【両耳分離聴検査】

左右の耳にそれぞれ異なった音声（数字・単語・文章など。たとえば、右耳に「ぱ」左耳に「だ」）を同時に聞かせ、それを復唱させることで、それぞれを分離して聞きとったり、統合したりする能力を調べます（図11）。

この検査では、次の2通りの実施方法があります。

・両耳に注意を向けて、両耳からの検査音を復唱する

・注意を向けた側のみ復唱する

前者のほうがむずかしくなります。APDの場合、両耳とも正答率が低下したり、片耳の正答率が下がるなどの反応があります。

そこから、聴覚伝導路でのなんらかの障害や、注意の持続が困難なのか、両耳への注意のバランスが悪いのか（選択的注意の困難）などを把握《はあく》することができます。

【低冗長性検査】

高音域（おもに子音《しいん》部分）の周波数成分にフィルターをかけたり、圧縮したり早口にするなど、音声情報（冗長性＝手がかり）を少なくした語音を聞きとる能力を調べる検査です。検査には、音声加工により高い音あるいは低い音がカットされた音声や、いわゆる早口に相当する音声を用います。

【時間情報処理検査】

非言語音（クリック音、ノイズなど）を用いて、時間情報の違いなどを聞き分ける能力を調べます。たとえば、ギャップ音検出検査では、雑音の中に挿入されている無音区間（「ざーー」の中に「ざー、ざー」と途切れる瞬間。ギャップ）を聞き分けられるかを調べます。

健聴の人もＡＰＤの人も、通常2〜6ミリ秒（ミリ秒＝１０００分の1秒）のギャップを聞き分けることができます。難聴の人や、オーディトリー・ニューロパシーのある人では、通常よりも大きなギャップでないと聞き分けがむずかしくなります。

【両耳融合能検査】

時間や周波数特性を変えた語音を両耳に聞かせ、片耳ずつでは意味をなさない音の情報を両耳に均等に注意を向けることで、ひとつの音として認識できるかを調べる検査です。

このなかには「両耳交互聴検査」というものがあります（次ページ図12）。文章を一定時間ごとに切りとり、左右交互に聞かせて一文として聞きとれるかをみる検査です。大人のＡＰＤの人では問題がみられませんが、小児で言語発達の遅れがある場合などでは聞きとり困難になります。

図12 両耳融合能検査のうち両耳交互聴検査

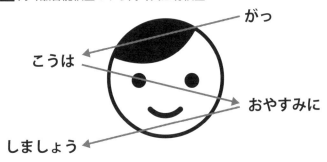

文章を一定時間ごとに切りとり、左右交互に聞かせて一文として聞きとれるかをみる検査（図では「がっ／こうは／おやすみに／しましょう」を左右交互に聞かせている）

この検査は、難聴のある子どもあるいは大人の、両耳の統合能力をみる検査としても用いられます。

【聴覚識別検査】

アクセントや語音そのものを識別できるかどうかを評価する検査です。

たとえば、「コップ」「モップ」のように子音のみが異なる検査語を聞かせて、正しく識別できるかを調べます。これは、基本的に語音聴力検査をおこなっていれば、あらためておこなう課題ではありません。

詳細な面接で背景要因を明らかにする

これまでみてきたように、ＡＰＤであってもその背景要因はさまざまで、それによって対処法も異なります。ですから、さらに背景要因を鑑別して、ＡＰＤのどのタイプかを見極めていくことが必要です。

背景要因を鑑別するうえで、もっとも重要なのはていねいな面接です。

ＡＰＤの人は、抱えている問題が聞きとり困難だけではない場合が多いため、聞きとり以外の発達状況や精神的な側面など、多角的な視点から面接をおこなうことが大切です。

大人であっても、幼少期の情報は重要になります。私がふだん使っている面接票では、主訴や既往歴、家族構成などに加え、胎生《たいせい》期や出生時の情報、発達歴（言語発達状況や行動特徴、人間関係など）、感覚過敏の有無、発達・認知検査の結果、学業成績、集団生活への参加状況、就労状況、心理的な問題の有無、性格特性、さらにこれまでのＡＰＤに関する相談歴や家庭環境など、質問項目は多岐《たき》にわたっています。

面接は最初の段階でおこないますが、ここに時間をかけてていねいに話を聞き、細かな情報を見逃さないようにすることが、背景要因を考えるうえで非常に重要なのです。

さて、ＡＰＤの背景要因としてもっとも多いのは発達障害です。面接で把握したプロフィールからもその特性が見受けられる場合には、発達障害の鑑別（１１９ページ〜）が必要になります。わずかでも発達障害の傾向があるならば、その程度を見極めるうえでも、質問紙の実施は欠かせないと思います。

そのほかには注意検査（１３０ページ）、記憶検査（１３４ページ）、性格検査（１４９ページ〜）などをおこないます。

面接票と各検査の結果、さらに聞こえの困難さに関する質問紙を照らしあわせて、その人のＡＰＤのタイプを割り出していきます。

海外でAPDはどのように対応されているか

ＡＰＤの研究歴の長い欧米では、ＡＰＤは伝音《でんおん》難聴や感音《かんおん》難聴などと並んで、聴覚における障害のひとつとして扱われています。

ＡＰＤ症状は幼少期から症状があらわれることも多く、学校にスクール・オージオロジスト（School audiologist：学校で聞こえの問題を抱える子どもを支援する専門職）やスピーチ・パソロジスト（Speech pathologist：言語障害など言語に問題のある子どもの評価や訓練を担当する専門職）といわれる専門家が配属されていて、聞きとり困難な子どもを見つけるとすぐに支援できるシステムが整っています。

私が視察に訪れたドイツのミュンヘンにあるインクルーシブ教育（障害のある子どもと障害のない子どもとがともに教育を受けること）を実践《じっせん》している学校では、すでに「聾《ろう》学校という聴覚障害の子どものための学校という形態ではない」と話されていました。

ＡＰＤと診断された生徒、健聴の生徒は同じ教室で学んでおり、健聴児以外には、それぞれに必要な補聴機器を使っているのです。聴覚障害生徒は、補聴器や人工内耳、ＡＰＤ生徒は机の手元の装置にヘッドホンを取りつけて聞いていました。

先生は送信マイクを使い、生徒たちは発言する際には手元のマイクで話します。健聴児はもちろん肉声を聞き、聴覚障害生徒やＡＰＤ生徒は補聴機器あるいはヘッドホンを通して、しっかりと先生や同級生の声を聞くことができるのです。

学校には心理の専門職やソーシャルワーカーが常駐していて、ＡＰＤ生徒を含めた生徒たちの日常的な困りごとや、心理的な支援をおこなっており、そうした配慮の効果は明らかだということでした。

生徒たちはその後、職業専門学校に進み、職業訓練を受け、さらには専門的な支援も受けます。このような**小児期からのていねいな支援によって、社会の中で過ごしていく力を身につけることができる**のです。

このため、社会に出ても困りごとを感じる人が少ないために、いわゆる「大人のＡＰＤ」という成人期に自覚する例は少ないのではないかと思います。

さて、そのようにＡＰＤへの対策がしっかりとられている海外でも、ＡＰＤの診断や評価のできる医療機関は限られているようです。

たとえば、ミュンヘンはミュンヘン大学病院、ロンドンではロンドン大学病院、子どもはロンドンの子ども専門病院に限られています。そのため、受診を希望して診察を受けるまでにもかなり待つことになります。

また、受診後も、検査やトレーニングの実施がそれぞれ別の日に設定されるため、最終的な診断までに長い時間を要します。ＡＰＤの症状を持つイギリス在住の方の話では、病院を探して受診するまでに1年かかったそうです。

このように**受診から診断まで長い時間がかかるのは、専門性の高い内容であるため、どこの病院でも対応できるというわけではないから**です。この点は、海外も日本もあまり変わりがありません。

病院や医療機関でできること

日本では医療機関でもまだ、ＡＰＤに対する認識が広がっていません。そのため、どこでも診断できるわけではないというのが現状で、ＡＰＤを診てもらえる病院を探してさまよっている患者さんもたくさんいると聞きます。

現在のところ、細かな検査ができるのは全国でも少数の医療施設です。確立した検査法や診断基準がないため、そうした病院でもそれぞれのやり方で検査や診断をおこなっているのが実情です。

それでも、いろいろな検査を通してきちんと症状を見極めて診断書が出れば、自分の特性を理解して向きあうことができたり、診断書や報告書を学校や職場に持っていけることで楽になる人は確実にいる、と話す医師もいました。

今後はそれぞれの医療機関で集めたデータを病院間で共有しあい、さらに研究者とも協力してチームをつくることで、適切な検査法や診断基準の確立を目指せるのではないかと考えています。

現時点ではＡＰＤに対する障害者手帳や補聴機器の助成など福祉支援はありませんが、国に働きかけて、将来的に障害認定や助成制度の確立などの支援システム構築につなげていくこともできると考えています。

ある耳鼻科の医師はこう話されていました。

「患者さんから聞きとりにくいという訴えがある以上、やはり検査によって目に見える形でその症状を明確にする必要がある。そして、それぞれの症状の特徴や程度をはっきりさせて、日常生活はこんなふうにしたほうがいいという具体的なアドバイスまでできるようにすることが必要ではないか」

まさにそのとおりで、早い実現のためにも、まずはさまざまな専門職が情報を共有し連携しあって、問題解決に向けて努力をしていくべきだと思います。

いまのところＡＰＤには根本的な治療法はないと考えられています。ですが、聴覚トレーニングをすることで、症状が軽減する可能性はあります。

とくに、年齢が若く、訓練意欲の高い人は、トレーニングをすることで聞きとりの自信がつき、症状の改善につながるケースもみられます。

ただ、トレーニングだけで改善するというのはむずかしいため、環境調整や補聴機器の利用などを含めて総合的なアプローチで軽減をはかることが重要です。

そして、脳機能からの臨床研究もおこなわれる必要があります。

なぜ聞きとりにくくなるのか。

なぜそのような特性が生じるのか。

今後、その点が明確になれば、その脳機能の特性を変えることができるような新しい治療法の発見につながり、ＡＰＤを治癒する時代がくるかもしれません。

認知パターンを変え、コミュニケーションをとっていく

ケース11　黒ずくめの服装にマスク姿でコミュニケーションを拒否するGさん

聞きとりにくさを訴えて来院されたGさんは、発達障害傾向もあって人間関係をうまく築くことができず、仕事と家の往復だけで遊びにも行きません。基本的な聴覚検査では問題がないのに、聞きとりにくさを抱えており、社会生活ではその傾向は顕著《けんちょ》でした。

人とのコミュニケーションの経験不足もあって、人の話についていけず、聞きにくい、さらにはすぐに応答することができない、自分の気持ちをまとめて表現できない、ということでした。うまく聞いたり話したりできないから、人との関わりをますます避け、気持ちも落ち込んでいるのも加わって、自己評価も下がっているようでした。

Gさんの場合には、まず人とコミュニケーションしようと思うこと、自らの気持ちの持ち方を変えていく必要もありました。20代前半でおしゃれ真っ盛りの年頃といえる女性ですが、ノーメイクにマスク姿で髪をひっつめ全身黒ずくめの格好。他人を拒絶しているような雰囲気を漂わせていました。

これでは人とやりとりできる状況ではないだろうと思い、まず「マスクをとって髪をおろしてお化粧をして、もう少し明るいものを身につけてみましょうか」とアドバイスしました。外見を変えたら気持ちも少し前向きになって、だれかと話してみようという気持ちになります。それが積み重なることで聞きとりの状態も変わるのではないかと考えてのことです。

ところが、2回目の来院時もまったく変化はありません。「外見を変えても、聞きとり状況は変わらない気がして、やりませんでした」というのです。また、

「家でラジオを聞いたり、曲を聞いて歌詞を書きとるなど、聞きとりのトレーニングをいくつかやってみてください」とトレーニング法をリストにして渡していたのですが、それも一切やっていませんでした。

ＡＰＤの人のなかには、聞きとれていないことをまわりから指摘されるのを恐れて、コミュニケーションを避けるようになる人もいます。ですが、これは悪循環を招きます。運動しないとあっという間に足腰の筋力が衰《おとろ》えるように、聞きとり能力も、使わないと反応が鈍くなっていきます。

ＡＰＤの人にとっては、**コミュニケーションをとること自体が聞きとりの訓練になります**。場数を踏むことで、聞き漏《も》らしたことばを推測する能力が鍛《きた》えられるからです。**聞きとりのトレーニングを地道につづけて、聞きとり能力を高める意識を持つことも大切です。**

また、「人は見た目が９割」という言い方もあるように、**表情や雰囲気も大事**です。下ばかり向いていたり、話しかけてもニコリともしなかったり、いかにも「話しかけないでください」というオーラを出していては、スムーズなコミュニケーションはとれません。

Gさんへのアドバイスの背景には、Gさん自身の思考の転換をはかる、ということがありました。思考（認知）パターンを変えるのです。

【APDの人にありがちな認知パターン】

話を聞きとれない

←

だからコミュニケーション下手

←

だからだれともコミュニケーションをとらないほうがいい

【新しい認知パターン】

話を聞きとれない

←

人との会話のなかで練習していってみよう

←

今回は失敗したけれど、次はこうしてみよう

←少しずつコミュニケーションもうまくできるかもしれない

このように現状への認知を変えようと試みたのです。気持ちが前向きになれば、症状も軽減すると考えています。

11ページ〜の「聞こえにくさのチェックシート」を集計すると、ＡＰＤの人には**心理的側面が低い人が多い**というデータが出てきます。聞こえにくさが原因で自信を失って、コミュニケーションをできるだけ避けたいと思う人が少なくありません。

これまでコミュニケーションで失敗を重ねたつらい経験があると、避けたくなる気持ちもよくわかります。ですが、その**認知を変えていく、ちょっとした努力が必要になる**のです。

たとえば、医師が患者さんに治療薬を処方しても患者さん自身がそれを飲まなければ、医師には治療のしようがありません。薬なのかアドバイスなのか、形は違えど、**自分自身が「治そう」「改善しよう」と思っていまの状況を変えるアクションを起こすことが大切**なのです。

つらくとも困難な状況に立ち向かい、軽減に向けていろいろと努力をして行動できる人は、必ず変わっていきます。

たとえば、聞きとりにくさはあっても、積極的にコミュニケーションをとることで、まわりもしだいに「この人にはちょっと大きな声で話したほうがいいのかな」とか「少しゆっくり話したほうがよさそうだ」などと気づき、会話の調子を合わせてくれるようになるかもしれません。

「コミュニケーションは鏡と同じ」とよくいわれます。やさしいことばをかけられたらやさしいことばで返しますし、きついことばでいわれたらきついことばで返します。すぐには変化に気づかなくても、**自分が変われば必ずまわりも変わります。**

自分にできること・気をつけること

①自分の意識を変える

ＡＰＤには万能薬はありません。前の項目で述べたように、積極的にコミュニケーションをとったり、聞きとりトレーニングをしたり、困難な状況を変えるために自分ができることをやってみることが改善の第一歩になります。

日頃から規則正しい生活を心がけることも大事です。睡眠不足や体調不良などは、聞きとりに影響を与えます。つねにベストな状態でいられるよう、自分をコントロールする術《すべ》を身につけていきましょう。

②環境の改善

ＡＰＤの対処法のなかでも環境調整はとても重要です。

基本的に、ＡＰＤの人はどのタイプであっても雑音の中では症状が悪化します。雑音がなければよく聞きとれる、という人の場合には、雑音を減らす工夫が必要です。

たとえば、リビングなどの椅子やテーブルの脚にフェルトのカバーをつけると生活音の減少につながります。家族と話すときには、なるべくテレビや音楽を消しましょう。

また、まわりの人たちに、聞こえにくいということを理解してもらい、協力を求めることも大切です。たとえば、

「大切な話をするときは、静かなところに移動してもらう」

「ゆっくりと大きな声ではっきり話してもらう」

「くり返してもらう」

「話しかけるときは、まず名前を呼んでもらったり、肩をたたいてもらう」

このような配慮をしてもらうことで、聞きとりにくさが軽減します。

オフィスであれば、出入り口やコピー機、エアコンの近くはなるべく避け、指示をあおぐ上司の近く、会議であれば進行役の近くなど、そのときキーとなる発言者の近くで、なおかつ全体を見渡せるような席にしてもらうのも有効です。

ただ、会社や周囲の人たちにＡＰＤのことをいいづらい人もいると思います。それを伝えることで、むしろ、自分のしたい仕事ができなくなってしまったり、障害者としてラベリングされてやりづらくなってしまったり、あるいは、仕事がなくなってしまうのではないかと不安を抱える人もいるでしょう。

ですから、環境調整は重要ですが、自分のできる範囲で、また負担の少ない範囲で対処していくことが大事です。

③送受信機を利用する

通常の補聴器は音を大きくする機器ですが、それとは違って、送受信機を使った補聴機器があります。

話し手にはマイク（送信機）をつけてもらい、自分は受信機をつけます。マイクで集められ受信機に送られてくる相手の音声を聞くため、話し手の声をはっきりと聞くことができます。これは子どもが学校生活で使う場合には、先生の声が聞きやすくなり、非常に有用です。

ただ、大人に対する効果は微妙で、個人差が大きいようです。実際に大人のAPDの方に協力していただき、送受信機を使って雑音下での聞きとりがどう変わるかを調べたことがあります。まず送受信機を使わない状態で雑音下での聞きとり検査をし、その後で送受信機を使って同じ検査をおこないました。

その結果、Xさんは送受信機を使って若干《じゃっかん》よくなりましたが、Yさんには変化がありませんでした。日常生活の雑音場面と検査場面では異なるため、効果がはっきり見えにくいこともあるかと思います。

また、大人の場合には社会生活の中で送受信機は使いにくいという点もあります。職場ではだれが話し手となるかわからないため、だれかひとりにマイクをつけてもらえばいいというわけにはいきません。

会議や会合のときなどは、テーブルの真ん中に置けば参加者全員の声を拾うこともできるのですが、なかなかマイクを置く勇気を持てない場合も多く、利用するのがむずかしいようです。

④補聴器を試す

最近の補聴器には大きすぎる音を抑える機能や、小さな音は大きく、大きすぎる音は小さくするような音の圧縮機能、雑音を抑える機能、環境に応じて指向性の向きを変える機能などがあります。このような機能により、軽度〜中等度難聴（62ページ参照）の人でも補聴器を装用しやすくなりました。

ＡＰＤの人は「聴力は正常な耳」ですから、通常は補聴器が必要ありません。しかし、出力を弱くして使うと聞きとりやすくなるケースもあるようです。

ただ、その効果には個人差が大きく、ある人は補聴器を使うことによって「音が少しはっきりする」といいましたが、別の人は「サーッというノイズが入って雑音は大きくなるが、ことばははっきりしない。もともと長い話だと聞きとれないタイプなので、補聴器を使っても聞こえるようにならない」といいました。

一方で、「周囲に配慮を求めやすいから補聴器を使いたい」という人もいました。補聴器をつけていることを示せば、まわりからは「聞こえにくいんだな」と思ってもらえ、少し大きめの声やゆっくり話してくれるということでした。

このように、現段階では補聴器による効果はまだはっきりしていません。どのように調整したらうまく使えるのか、継続して試聴効果を検討していきます。

⑤ノイズキャンセリング機能つきヘッドホン・イヤホンを試す

ＡＰＤの人には聴覚過敏（たいていの人は十分我慢《がまん》できる音を、苦痛をともなう音として不快に感じる状態）のある人もわずかながらみられます。そのようなタイプには、デジタル処理によって雑音（環境音）を抑える「ノイズキャンセリング機能」つきのヘッドホンやイヤホンが有用になる場合があります。

聴覚過敏の人は、雑音の中で聞きにくいというよりも、雑音そのものが不快で気になるため聞きにくいと考えられます。不快な雑音を減らす意味ではよいのですが、ヘッドホンを使うことによって耳に入る音声そのものも小さくなりますので、聴覚過敏のない人にはおすすめできません。

⑥音声を文字変換するアプリを使用する

聞きとりにくい場合、音声を認識し文字変換するスマホアプリを利用する方法もあります。聞きとれなかったところが文字になって残るので、聞きとりの補助手段としては有効なケースもあるでしょう。

ただ、音声を文字変換するのに若干ですが時間がかかるために、生《なま》の音声とのタイムラグが生じたり、誤変換が起きるため使いづらいという声もあります。

ある人はこのように語ってくれました。

「自分は不明瞭な声や早口の声が聞こえにくいが、ソフトが正しく文字変換できるように話してくれているなら、そもそも自分の耳で聞きとれる」

思わず「なるほど」と納得してしまいました。難聴の人とは違って、APDの人は、はっきりゆっくり話してくれていれば聞きとれるのです。ですから、このような文字変換するソフトの有用性は現段階で低いかもしれません。

今後、機能が進化して不明瞭な声や早口の声でも文字変換がスムーズにできるようになれば、もっと役立つようになる可能性もあります。

なお、静かな場所なら聞きとれるというタイプの人は、こうしたアプリを使うよりは静かなところに移動したほうが効率はいいと思います。

⑦ボイスレコーダーを使う

会議などではボイスレコーダーを使うことも有効です。聞きとれなかったところを、後でくり返し聞いて確認することができます。

ただし、まわりの人に必ず許可を得ることが大切です。ある人がよく聞きとれないからとこっそりボイスレコーダーで録音していたところ、勝手に盗聴しているといわれて問題になったケースがありました。ですから、このような対応は周囲の協力があってこその方法だと思います。

⑧聴覚トレーニングの教材・ソフトを使う

苦手な「聞きとり」の訓練をすることで、音声自体に慣れ、聞きとりの向上をはかります。

海外では実用化されている訓練ソフトがありますが、日本ではまだ開発中のものが多いようです。実用化されているものとしては、APD用というわけではありませんが、いくつか販売されています。聞きとり課題をするようなCD、物語を倍速で聞くようなCDなど、さまざまなものがあるようです。自分に合うものを探してみるのもよいでしょう。

私が試したことがある子ども向けのCDつきの本があります。『みみなぞ』（高濱正伸・平須賀信洋・田中文久著、草思社刊）で、CDで短めの話を聞いて、登場人物やエピソードについての質問に答えるという謎解きゲーム感覚の教材です。

たとえば、「三色の国旗について、イタリアの国旗は左が緑、真ん中が白、右が赤。これの緑を青に変えたものがフランスの国旗。それを反時計回りに回転させて……」というような話を聞いた後に、「ロシアの国旗の色を上から順にいってください」という質問に答えるもので、健聴者でもしっかり集中して聞いていないと「あれ？　どうだったかな」となってしまいます。耳で聞いて考える力を養うにはとてもいいトレーニングだと思います。

ほかにも、同様の教材や開発途中のソフトもいろいろあります。現在はＩＴ技術が発展していて、さまざまなアプリの開発が以前よりも楽におこなえるようです。日本でもＡＰＤの浸透とともに、楽しみながらトレーニングできるソフトが、これからたくさん出てくるのではないかと思います。

⑨日常生活の中でできる聴覚トレーニング

訓練ソフトのようなものを使わなくても、身近なものを利用してできることがあります。

たとえば、ラジオのトークに耳を傾けるというのはいい訓練になります。電波にのってラジオから聞こえてくる声というのはノイジーです。そういう少し負荷のかかっている音声を聞いて理解しようとすることで、聞きとる力を鍛えることができます。

あるいは、昔話や名作などの朗読ＣＤやオーディオブックを聞くのも、楽しみながらトレーニングできるのでいいと思います。このとき、ただぼーっと聞くのではなく、内容をイメージしながら聞きとるよう意識することが大切です。

また、ポップソングなどを聞きながら歌詞を書きとっていくのも訓練になります。たとえば、桑田《くわた》佳祐《けいすけ》さんのように日本語の歌詞を英語のような発音で歌っていると、聞きとりづらかったりします。何といっているのか、何度もくり返し聞いて歌詞カードと見比べているうちに、いつの間にかよく聞こえるようになっているものです。

こうした聴覚トレーニングによって、耳からの情報に注力して「聞く姿勢」をつくり、耳で聞いて理解する力を伸ばすことができます。また、継続して「聞く」ということは、聞く力を育てるだけでなく、聞くうえでの注意力や記憶力など認知的な能力そのものを向上させるともいえます。

先に「聞きとるためには脳のさまざまな認知機能の働きが必要」と説明しましたが、「聞きとること」に自信をつけることは、逆に、聞きとりに関係する認知能力を伸ばすことにつながります。

こうした聴覚トレーニングの効果は長期的に見なくてはいけません。一度か二度やっただけで、「効果がないからやめました」とすぐにあきらめてしまう人が少なくありませんが、これまで長いあいだ聞きとりに困ってきた人が、少しとり組んだだけで、すぐに効果が出るのはむずかしいと思います。

海外在住でAPDと診断された人は、病院で「1日15分程度、週に4回程度の訓練をするように」といわれたそうです。

私は、個別に判断をして、それぞれ適切な方法や頻度《ひんど》をお伝えしていますが、つづけているうちにしだいに効果があらわれてくる人もいます。そうして日常生活の中で少し聞きとれた経験ができると、「自分は聞きとれるかもしれない」と自信もついてきます。

APDの人には聞きとれないことから「自分はダメな人間だ」と自信を失い、そのことでますます聞きとりが苦手になっていくというマイナスのスパイラルにおちいっているケースがみられます。私は、聴覚トレーニングには、聞きとりに関わる認知を高めながら自信もとり戻させてくれるというダブル効果があると思います。

⑩語彙力を増やす

聞きとりの練習そのものをおこなうだけでなく、話を理解する力をアップさせるには、自分自身の持つ語彙《ごい》力を上げることも重要です。

いろいろなことばを知っていると、話を聞きながら推測する力も高くなります。英単語をたくさん知っている人のほうがヒアリング力が高いのと同じです。

語彙を増やすには、ふだんから新聞やネットニュース、本などを読む習慣をつけ、時事問題やトレンド入りしていることばをたくさん吸収しておくと、日常会話でも推測しやすくなるでしょう。お子さんの場合には、第5章の子どものトレーニング法の項目で紹介するような語彙力を向上させるドリルを活用するのも有効です（231ページ）。

また、読んだ記事や聞いた話の内容を要約して書き出したり、感想や考えを書いてみるのも、理解力をつけるのに役立ちます。まずは目で文章を読んでまとめることをくり返して、慣れてきたら、次は耳で聞いた話をまとめる、という具合に、段階的に視覚から聴覚を使った課題にステップアップするのもよいでしょう。

このように基本的な言語能力を向上させることで、聞きとり能力を補うことができます。たとえば、周囲がうるさいところで話を聞くようなときには、ことばそのものは不明瞭ではっきりと聞きとれなくても、推測で補うことができれば、会話はぐっと成立しやすくなります。

⑪カウンセリングを併用する

場合によっては、カウンセリングなどの心理的なサポートが必要になることもあります。それを見分けるひとつの方法は、聞きとりにくくなったのはいつ頃かを考えてみることです。

1　小さな頃、気づいたときにはすでに聞きとりにくかった
2　学生の頃には感じなかったが、社会人になってから聞きとりにくくなった
3　比較的最近で、だいたいの時期を特定できる

このうち3に該当する人は、「心理的な問題タイプ」のAPD（138ページ）で、カウンセリングが必要になることがあります。ただし、その時期がちょうど社会人になって就職した時期と重なっていたら、該当しないかもしれません。その場合は、子どもの頃から症状はあったものの見過ごされて、社会人になって働くようになってから発覚したというケースで、発達障害がなければ「認知的な偏りタイプ」です。

さて、「ケース8」（138ページ）で紹介したEさんのように、心理的な問題タイプの人は、なにかしら不安やストレスを抱えています。

たとえば、結婚してから夫のDVを受けつづけているとか、子どもが重い病気を抱えていたり不登校になっているとか、友人あるいは同僚との関係がギクシャクしているなど、

そういう大なり小なり不安を抱えていると、その精神的なストレスが聞きとりにくいという症状になってあらわれてくることがあります。

ストレスや不安の影響がどのように身体症状として出てくるのかは、人によって異なるのでしょう。たまたま聞きとりにくさとして出てきている、ということなのだと思います。本人にとってはその状況が日常になっているため、聞きとりにくさの原因がそういった潜在的な不安にあるとは気づかないのです。

聞きとり困難になった時期を特定できる人の場合、それ以前には問題がなかったといいます。学校生活、家庭生活、社会生活をあらゆる角度からうかがっても問題がないのです。

「聞こえにくさのチェックシート」（11ページ〜）で、心理的側面のカテゴリーのスコアが低いなど「自分は精神的な問題タイプかもしれない」と思われる方は、身近に相談できる人やサポートしてくれる人をぜひ見つけてください。

ご家族でも友人でも同僚でも、だれでもいいのです。悩みごとや困りごと、あるいはグチでもいいから何でも話せる人がひとりいれば、心はずいぶん軽くなります。

あるいは、APDを抱えている当事者の人が集まる会（APD当事者会APS。234ページ）などに参加して、自分の話をしたりほかの人の話を聞いたりするのもいいと思います。悩んでいるのは自分だけではないことを知ったり、「ああ、そうそう。私も同じように聞こえにくいんです。だからあなただけではないですよ」と共感してもらえると、心理的にとても安定します。

このように、話を聞いてもらえる人がいたり、そういう場があるのであれば、必ずしも公認心理師のいるカウンセリングセンターのようなところに行かなくてもいいと思います。

ですが、身近に話せる人がだれもいない場合には、カウンセリングなどなんらかの心理的なサポートを得ることを強くおすすめします。自分ひとりでなんとかしようと抱え込んでしまうと、八方ふさがりになってつらい思いをすることになります。心理的な問題が重篤《じゅうとく》化した場合には、問題がさらに複雑になり、精神疾患《しっかん》に発展することもありますから、早めになんらかのサポートを得ることが大切です。

周囲ができること・気をつけること

聞きとり困難を改善するには環境調整が重要だといいました。それには、家族や友人、職場の仲間などまわりの人たちの理解や協力も欠かせません。まわりの人たちの配慮によって、ＡＰＤの人たちの困りごとが少なくなり、それにともなって症状が軽減することはよくあります。ＡＰＤの人とのコミュニケーションのポイントをまとめました。

【周囲ができるＡＰＤの人と上手にコミュニケーションをとる方法】

・話しかけるときは、まず名前を呼んだり肩を軽くたたいたりして相手の注意をうながす
・なるべく静かな場所を選んで会話をする
・大事な話は一対一でする
・相手にまっすぐ顔を向け、ゆっくりはっきりした声で話す（マスクはなるべくはずす）
・表情豊かに、身振り手振りも交えながら話す
・話はできるだけコンパクトにする
・キーワードの聞き逃しがある可能性を考え、くり返し話す
・複数人での会話では、音声がかぶらないようひとりひとり話す
・約束ごとなどは電話（口頭）ではなく、メールやＬＩＮＥなどの文字情報を送る

職場でも、先に示したコミュニケーションは必要です。さらに配慮をお願いしたいことは、次のようなサポートです。

【周囲ができるAPDの人の職場環境サポート】

・なるべく静かな環境で仕事ができる部署に配置する
・正確な聞きとりを求められる必要が少ない仕事内容とする（電話応対は正確な聞きとりが必要となるため、なるべく担当させない、あるいは早めに代わる）
・重要な指示は個別に静かな部屋でおこなうか、メモ書きやメールなどを活用して文字化し、情報が残るようにする
・会議については議事録をとり、あとでコピーして渡す
・指示をした際には理解を確認し、理解ができていない場合にはくり返すか、あるいは別のことばを使って説明する
・補聴機器を使用する場合には、その使用に対して協力する

APDの人は、こうしたまわりからの理解や配慮を得られると、気持ちが安定し、症状が軽減しやすくなります。

大人のＡＰＤの人には、会社だけでなく家族や友人にも隠しているというケースがみられます。聞きとり能力に障害のあることがわかると、それを理由に解雇されたり、敬遠されたりすることを恐れてのことだと思います。

ですが、そもそも「障害」の定義とはなんでしょうか。発達障害にしろＡＰＤにしろ、正常と異常の境目はとても曖昧《あいまい》です。加えて、心理的な問題タイプのＡＰＤはだれもが発症する可能性があります。

障害をとらえるとき、「社会モデル」という考え方があります。「だれでも不自由なく暮らせるように多様性に配慮した社会を実現すべきである。たとえば、足の不自由な人がバスに乗りたくても段差が大きいと乗れないのはノンステップバスが少ないからで、社会の配慮のなさが障害を生んでいる」とする考えです。

実際、障害というのは、当人やまわりがお互いのズレに違和感をおぼえることで「障害」となるわけで、そのズレをうまく調整して小さくすることができれば「障害」にはなりません。

じつは、研究者には発達障害を抱える人が少なくありません。おそらく、興味のあることに没入《ぼつにゅう》する傾向があるので、研究職に向いているのでしょう。

私の知り合いにもＡＤＨＤのある先生がいて、とても優秀で人柄もいい方なのですが、回覧の資料を違う先生のポストに入れてしまうというミスを何度もくり返されていました。でも、まわりはみんな「そそっかしいところのある先生だから仕方ないよね」とあたたかく受けとめ、とくに気にすることはありませんでした。つまり「障害」にならなかったのです。

また、ＡＳＤ傾向のある先生もいました。対人コミュニケーションが苦手で、好きな研究の話ばかりして人の話は聞かずに一方的でした。しかし、ちょっと風変わりなのが研究者、という意識が一般的にもあることや、有名大学の教授という肩書だと、変わり者であってもだれもが受け入れてしまうのです。この先生もご本人自身で問題を感じず、まわりも受け入れており、「障害」ではなかったのです。

苦手なことを抱えている人をまわりが受け入れ、また、受け入れてもらえるよう本人も日頃から自分なりの努力をする。双方での努力や歩み寄りがおこなわれた「環境調整」とは、こういうことなのだと思います。

それにはやはり、「聞きとり困難」という症状を抱える人たちがいることを、より多くの人に知ってもらうことが重要です。その一助となるよう、私も講演や執筆などをおこない、APDを広めていく活動をつづけていかなくてはと思っています。

APDの理解がもっともっと広がって、だれもが「APD？ ああ、聞きとりにくいんですね。じゃあ、もっとはっきり話します」と当たり前に受け止めて対応できる世の中になるよう、社会認識を変えていくことが大事だと思っています。

どのように向きあい、つきあっていくか

まずは**自分を知ることが第一**です。そして、**自分の特性を理解**したうえで、**何が有効な対処方法なのか、それはなぜ自分に有用であるのか、を知ることが重要**です。

APDの人は、日常生活でも仕事でもさまざまな困難を抱えています。その困りごとから逃げるのではなく、**苦手なことと向きあって、対策を立てていくことが大切**だと思います。

自分でいいと思うことをいろいろと試して、組みあわせてみる。自分なりのライフハックを見つけて、少しでも困りごとや苦手なことの軽減をはかる姿勢が大事です。

自分なりの工夫や心がけをすることで、仕事や日常生活の困りごとが減って、生きづら

さを感じることが少なくなっていきます。

ただ、**残念ながら、本質的な問題が原因にある場合には、ライフハックだけでは乗り越えにくいこともあります。**

たとえば、一日中電話対応がつづくテレフォンオペレーターや騒音の激しい工場の作業員、居酒屋の店員などをしている場合です。

夜間に屋外で機器の点検・修理作業をする仕事についていたAPDの方がいました。仕事は3～4人のチームでおこないます。

機器をたたきながら異音がしていないかを確認し、それをヘッドセットを通して同僚と伝えあいます。片方の耳で同僚とのやりとりをし、もう片方の耳で異音を発見するという、聞きとりにとても負荷のかかる作業です。

しかも、途中で車両が通過することがあり、同僚からの危険を知らせる情報をしっかり聞きとらないと、生死に関わるかもしれない危険な職場でもありました。**聞きとりにくさを抱えている人にはプレッシャーが大きすぎる仕事内容**であり、行き詰まりを感じていました。

これ以上つづけることはむずかしいと感じ、上司に相談して内勤の仕事に異動となりました。技術職から事務職に異動するのは昇進にも影響するようでしたが、本人の特性を考えるとやむをえない状況でした。

しかしその結果、精神的にすごく楽になり、ＡＰＤの症状も以前ほど気にならなくなった、とのことでした。

ＡＰＤの人にとって、仕事の選択はとても重要です。これから就職先を探す人は、自分のやりたいことや会社の知名度だけでなく、どのような職場環境であるかも考慮に入れておくべきだと思います。

くり返しになりますが、**接客業のように人の話を聞きとることが中心になる仕事や、騒音下での作業が必要になる仕事などは、あまり向いているとはいえません。**

また、同じ会社であっても部署によって働きやすさは変わってきます。営業担当になると相手の話が聞きとれなくて苦労することも多いようです。保育士も規模の大きな保育園の場合には、ＡＰＤの人には適していないこともあります。子どもたちがワイワイ騒いでいるなかで引き継ぎをしたり、親御さんたちと話したりすることも多いですし、聴覚過敏のある人には子どもの甲高《かんだか》い声は苦痛になります。

一方、同じ接客業でも、たとえばコンビニエンスストアの店員などは、「ポイントカードをお持ちですか?」「あたためますか?」などマニュアル化されたやりとりが多く、業務もパターン化していて、ある程度推測しながら動けるので意外と働きやすいという話も聞きます。

ＡＰＤの症状は個人差も大きいですし、やってみないとわからないというのも事実です。ただ、「聞きとりづらい」という特性だけは残りますから、そこは真摯《しんし》に受け止めたうえで就職先を探すほうが、のちのち苦労することが少ないと思います。

すでに仕事をしていて働きづらさを感じている人は、まず信頼できる上司に事情を話して相談することをおすすめします。ＡＰＤのことを理解してもらえれば、たとえば、指示をメモで渡してくれるとか少しでも静かな席に替えてくれるなどのサポートを受けられるようになるかもしれません。

理解してくれる人がいる、というだけでも働きやすくなります。また、営業などＡＰＤの人には適していないような部署であれば、配置転換を考えてもらえるかもしれません。どうしてもいまの職場で働きつづけるのはつらいという場合には、転職を考えたほうがいいかもしれません。そのときには思いきって違う業種を選んでみるのもいいと思います。同じ職種の場合、どの会社でも働く環境はあまり変わらなかったりします。

それまでとは違う静かなオフィス環境で苦手なことから解放されると、仕事に没頭《ぼっとう》できて自分でも驚くほど能力を発揮できるようになるかもしれません。

ケース12　お手製の病室マップと聞き返し作戦でナースの仕事をこなすJさん

病棟担当の看護師をしているJさんの悩みは、ことばの理解が追いつかずに同僚の話が聞きとれないことです。ことばだけで患者さんの情報を理解したり覚えたりするのが苦手とのことでしたので、それを改善するために、送受信機や補聴機器も試してもらいました。

しかし、「自分でも地獄《じごく》耳だと思うぐらい音そのものは入ってきている、でも理解が追いつかないことが問題だ」とのことで、音声を大きくする補助機器ではまったく効果がみられませんでした。

そこで、人と話すときは「こういうことですよね？」と毎回必ず相手に確認をとることにしているそうです。

Jさんは発達障害タイプで視覚的にも見落としもみられるため、それを補うために、その患者さんに必要なもの、たとえば、処方されている薬の名前などをひとりひとりすべて書き込んだ病室マップのようなものを作って、持ち歩いているとのことでした。

その一例を見せてもらいましたが、大変よくまとまっていて、必要な情報がすぐに取り出しやすいようになっていました。このようなマップを用いて、極力ミスが生じないようにしているそうです。すばらしいアイディアで、私もとても驚きました。

また、ご自身の抱えている障害名や症状をわかりやすく記載した「自分のトリセツ」を持参していて、これを見た主治医もとても感心していました。


Jさんは、自分のことをよく分析《ぶんせき》していて、症状の特性もよく把握《はあく》しています。これまでの経験から、**自分の特性を補いミスを減らすためのライフハックを編《あ》み出し、実践《じっせん》しています。**

仕事もこれだけ構造化してとり組んでいれば、もう十分ではないかと思うところですが、Jさんは「できることは全部やりたい」と、つねにベストな対処法を探りつづけています。私自身もJさんに症状を教えてもらいながら、納得いくまでサポートをつづけていくつもりです。

Jさんのように、自分の特性と向きあい、最大限の努力と工夫をしながら前を向いて歩みつづけている人には、もし何かあっても、まわりからの手助けが得られるでしょう。自分の特性とうまくつきあうことができるようになれば、人とのつきあいもまたうまくいくようになる――Jさんを見ているとそう感じます。

ケース13　新しい職場で自分なりのライフハックを見つけて輝くKさん

ホテルでフロントマンをしているKさんは、かつて営業職についていました。しかし、顧客からの注文を聞き間違えてしまうなどのトラブルがつづき、苦しくなって転職されたそうです。

フロントの業務もゲストとのやりとりが多く大変そうに思いますが、Kさんによると、たとえばチェックインの際には「お名前とご住所をご記入ください」「お部屋は○号室になります」など決まったやりとりが多く、名前も書いてもらうので間違うことがありません。仕事の多くがパターン化されていて、覚えてしまえば聞き間違いによるミスをほとんどせずにすむのだそうです。

Ｋさんは不注意タイプで、切り替えの悪いところがあります。そのことをＫさんも自覚されていて、仕事に入る前には必ず静かな部屋で1分ほどひとりになり、気持ちを落ち着けてから、「はい！」と自分に号令をかけて業務にとりかかるそうです。気持ちをオフからオンに切り替えるための儀式を自分でつくっているのです。

Ｋさんは、このように仕事のパターンを覚える、気持ちを切り替える儀式をおこなうなど、ミスを防ぐための回避行動がしっかりとれています。ですから何も問題はないと思うのですが、「聞きとれない原因を知りたい」とのことで来院されました。

Ｋさんには、不注意の症状があること、しかしその一方で、ご自身で最大限の工夫をしてライフハック的なノウハウを身につけうまく対応できているため、おこなっていることは間違っていない、自信を持って大丈夫であることをお伝えしました。

Ｋさんは、営業マンからホテルのフロントマンというまったく違う職業に転向してうまく適応できるようになったというケースです。ですが、ただ職種を変えたからうまくいったというわけでは、もちろんありません。

自分の特性を受け入れ、環境を選び、いろいろなノウハウを組みあわせるなど努力と工夫を積み重ねて、自分自身の可能性を広げることに成功したのです。

第5章

子どものＡＰＤへの対処法

ことばの学習の基礎は「聞こえる」こと

赤ちゃんは生まれてすぐから、さまざまな音の違いや、メロディのリズムの違いにも気づくことができるといわれています。また、1歳までの赤ちゃん（乳児）では、視覚よりも聴覚のほうが優位で、目で見えるものの違いよりも耳で聞いた音の違いに敏感であるともいわれています。

赤ちゃんは耳でことばを覚えるために、1歳で話しはじめるまでの1年間は、耳で聞くことを優先的な学習にしているといえるでしょう。そして耳から入ってきた情報をくり返し聞いたり、まねをしながら、ことばを覚えていきます。

初語《しょご》（はじめて話すことば）には、もっとも身近なことばやくり返し聞いたことば、話しやすいことばを話すために、「まま」とか「まんま（ごはんのこと）」などが多くみられます。

私の娘は、なぜか「わんわん」でした。なぜ「わんわん」なのかと思っていたら、通っていた保育園の保育室の外では犬が飼われていました。その犬がよく吠《ほ》えていて、まわりのお友だちがくり返し「わんわん！」といっていたので、耳で学習する量がとても多かったのかもしれません。

その後、ことばが爆発的に多くなり、知っていることばをつなげてことばを話すようになります。そして徐々に助詞を使いはじめ、文としての発話につながっていく、というのが発達のプロセスです。

子どもの成長において、「聞こえる」ことはことばの学習においてとても重要になります。はじめて聞いたことばは、目の前にある物事や状況の中で判断しながら意味を理解したり、また、そのことばが使われている文の中で使い方を学びます。使われる助詞が正しいかどうかを考えるときにも、子どもたちは一度その助詞を入れてみて正しいかどうかを確認します。

つまり、**「言った感じが正しい」「聞いた感じが正しい」ということをその文脈の中で理解するのです。**まさに〝耳学習〟が重要なカギとなり、ことばを使いこなせるようになっていくことがわかります。

子どもの「聞きとりにくさ」を調べる検査

現在では、生まれて3日目ぐらいに、難聴がないかどうかをスクリーニングする検査（新生児聴覚スクリーニングという。脳波を使ったABR〔167ページ〕を簡易にしたAABRという検査、または耳音響放射《じおんきょうほうしゃ》検査〔166ページ〕が使われる）がおこなわれます。

2017年の調査では、実施率87・6パーセントで、まだ生まれたすべての子どもが受けられる検査にはなっていません。市町村での公的な補助がない場所もあり、経済的な理由で受けていない例もあるようです。

この検査によって難聴の疑いがある場合には、その後、精密な聴力検査（脳波を用いた検査など）や行動による聴力検査、日常での聞こえの様子を総合的に判断して、確定診断がおこなわれます。生まれてすぐの段階だけでなく、**成長するうちに難聴であることがわかることもあります。**

「もしかしたらうちの子は耳が悪いのかも」と感じたら、まず聴力検査を受けることが大切です。ことばの発達が遅い場合にも、まずは聴力検査をおこなうことになります。

その結果、問題がなかったら、その後はさまざまな発達検査（子どもの発達状況を調べる検査）、知能検査（物事の理解、知識、課題を解決する力といった認知能力を測定するための心理検査）、言語検査などがおこなわれます。

この過程では、知的障害、発達障害、言語発達遅滞など、さまざまな障害の可能性が考えられます。これらの障害で問題が生じる知的能力、言語力、理解力などの発達の遅れは、結果として聞きとりにくさにつながります。

ＡＰＤ検査はことばを検査音に使っているものも多く、これらの発達上の問題があった場合にも結果は悪く出てくるため、ほかの障害であるのか、ＡＰＤであるのかの明確な判断ができないのです。

このため、ＡＰＤ検査が実施できる年齢は、ある程度の言語発達をとげている５歳以上としているものも多くみられます。

ＡＰＤを疑う前に――問題行動は聞きとりにくさが原因か

親御さんから、幼児期（１～６歳くらいまで）のお子さんがＡＰＤではないか、との訴

えを多数うかがうようになりました。その場合には、

「聞きとりにくさ以外に、ほかの問題はないですか？」

とおたずねするようにしています。

子どもには、ことばそのものや知的能力の遅れ、対人関係の弱さ、多動、こだわり、読み書きの遅れなど、さまざまな「気になる行動」がみられることがあります。これらはＡＰＤの症状から生じたものでしょうか？

通常は、ＡＰＤ症状から生じたものとはいえないように思います。

なぜなら、一般的にＡＰＤは、「聴力は正常で聞こえている」「静かな環境では音やことばも耳に入ってきている」わけですから、**ＡＰＤの症状から大きく言語発達が遅れるということは考えにくい**からです。

では、学童期（6歳〜）に入り、ある程度年齢相応の言語力を身につけているにもかかわらず、「聞こえにくい」という場合はどうとらえればよいでしょうか。具体的には、こんな行動があるような場合です。

「家でも学校でも、聞き間違いが多い」

「授業中ぼーっとしていることが多く、話を理解していない」

「先生から『ちゃんと聞いてるの？』といわれる」

「いわれたことを忘れる」

「聞き間違いが多いせいか、友だち関係もうまくいっていないように感じる」

「理解させるために、何度も同じ話をしていい聞かせる必要がある」


これらはＡＰＤが疑われるお子さんの、ふだんの生活の中でよくみられる行動です。

しかし、幼児期に少し発達障害傾向を持っていても、その後その傾向は非常に軽くて問題がない。聞きとり以外の困難さはみられない。**聞きとりの問題が解決すれば学校生活や日常生活がうまくいく可能性が高い。**そんなお子さんもじつはたくさんいます。

右に挙げたような場合には、ＡＰＤの検査を受けてみて、聞きとりにくさへの対処をしてみることで、生活面での改善がみられることがあります。

子どものＡＰＤを見極める――発達障害か、別の原因か

「耳は悪くないのに、どうも聞こえていないようだ」

そのようなＡＰＤの疑いのある子どもに対しては、先述のとおり、**最初に難聴かどうかを見極める聴覚検査をします。その後、知能検査をおこない、知的に問題がないことを確かめます。**そもそもの知的能力が低ければ、聞いた音声を認知したり理解したりすることにも障害がおよぶので、結果的に聞きとりも悪くなります。

知能に問題がなければ、発達障害の検査をおこないます（１１９ページ～）。子どもの場合には、親御さんに発達状況に関する質問紙への回答をしていただき、知能検査に含まれている下位検査（知能検査は複数の課題の集合となっており、それぞれの課題のことを下位検査という）での成績間のバランスを確認します。発達障害が疑わしい場合には、小児科を受診して診察・検査を受けてみることをおすすめします。

発達障害であることがわかれば、ＡＰＤの症状も発達障害が原因と考えて、まず間違いありません。この場合には、発達障害に対する対処法が、そのままＡＰＤの症状に対する対処法になります。

具体的には、**療育や教育の支援につなげます。**療育（発達支援）とは、その子の発達の状態や障害の特性に応じて、いまの困りごとの解決と、将来の自立と社会参加を目指した支援をすることです。たとえば、コミュニケーションがむずかしい場合には、遊びや課題を通してコミュニケーションのとり方を教えたりします。

また、子どもの場合には、**語彙《ごい》、構文（文法）、談話、会話、読み書きなど、言語のさまざまな側面に対する検査もおこないます。**言語のどのような側面で遅れがあるかがわかることで、今後どのような学習をしたらよいかもわかるのです。聞きとりにおいても、年齢相応の会話をするには、その年齢に見合う言語力が必要です。

ところで、**発達障害ではなかった場合、考えられる要因として「言語環境」や「心理的問題」などもあります。**

たとえば、両親の母国語が違うことで家庭の中で使用される言語に混乱が生じていたり、家庭で使用される言語と学校で使用される言語の違いがあると、どの言語の習得も十分でなくなり、言語発達上の問題や聞きとりに影響することがあります。

もちろんバランスよく複数の言語を獲得《かくとく》できる子どももいるのですが、そのように高い能力を発揮できる子ばかりではなく、言語環境が統一されていないことで言語発達が遅れる子もいます。

要するに、**言語環境は、「ことばを理解しやすい耳」をつくるのに欠かせないということです。**

家庭における親子関係や学校での友人関係などの心理的な問題が、聞きとりに影響して

いることもあります。子どもの場合には親子関係、友人関係などがかなり複雑で、子どもからその問題を訴えることができない場合もあります。このため、親は子どもの家庭環境、友人関係などの状況に敏感になることが必要でしょう。

このほかにも、大人のＡＰＤと同様、「不注意」などの認知的なバランスの崩れから聞きとりが悪くなることなどがあります。

じつは昨今、発達障害を疑って診察を受ける子どもが増えてきたことで、発達障害と診断される子どもの割合も急増しています。どこの支援センターもいっぱいで、受け入れ困難になってきています。

そのため、発達障害かどうかボーダーラインの子どもは、検査の結果、認知能力のバランスが多少悪くても学校生活で問題が生じていなければ、「大丈夫」と判断され、療育からはずれてしまうケースが少なくありません。

しかし、そのなかには、やはりまわりの子どもたちと足並みをそろえることがむずかしく、授業についていけないなど、学習上の問題が出てきて困っているという子もたくさんいます。

そうした宙ぶらりんな状態の子どもたちの親御さんが、「もしかしたらこちらかな」と考えて、ＡＰＤの診察を受けるケースがよく見受けられます。

このような**発達障害のボーダーライン**の場合には、認知的な偏りによるＡＰＤなのか、**それとも発達障害によるＡＰＤなのかを鑑別する**には、ていねいな診察や検査が必要です。

このように、子どものＡＰＤの鑑別は、

聴力検査→知能・発達・言語検査→ＡＰＤ検査

の順でおこないます。本当に聞きとりにくさがあるのなら、この過程のどこかに原因があるはずです。

原因がはっきりすれば、次の項目で紹介するＭ君のように、その子に最適な対処法を見つけ、困りごとを改善することが可能になります。

ケース14 「発達障害のないAPD」のM君は送受信機で生活が劇的に改善

小学1年生のM君は、幼稚園の頃から、家でも聞き返しや聞き誤りが多く、お母さんがおつかいを頼んでも覚えていなかったり、ガヤガヤしている場所だと聞きにくそうな様子をしていました。園の先生からも「工作をしたりお友だちと遊んだりするのはまったく問題ないのですが、聞き返しが多いです」との指摘がありました。

「耳が悪いのかもしれない」と考えたお母さんが、近所の耳鼻科に連れていき聴力検査を受けましたが、結果は正常。そこで「発達に何か問題があるのかもしれない」と疑い、検査を受けたものの知能は年齢相応。発達障害の診断にもいたりませんでした。

それでも心配なお母さんがネットでいろいろ調べてAPDのことを知り、M君が年長(5歳)のときに私のところに連れてこられました。

あらためて聴力検査をしましたが、やはり問題ありません。文字は書けるというので、ことばの聞きとりの検査をしました。その結果、50個のうち43個書けており、書けたところはすべて正解でした。

残りの7個がなぜ書けなかったのかを見てみると、解答用紙の一部分がそもそも書けていませんでした。それはおそらく不注意からで、途中で何か違うことに気持ちを向けてしまい、ぼーっとしているうちに検査が進み、「はっ！」と戻ってまた書いたという印象でした。この結果から、聞きとり自体は悪いわけではないようです。

さらに検査をおこなったところ、話の内容を覚える検査の結果は50パーセントで全体的な話の流れもわかっているし、語彙の発達をみる検査も年齢相応。質問応答による会話能力の検査も問題なく、会話時の聞く態度や、課題への集中もともてもいい。

素直なよい子でやりとりもできて何の問題もないようですが、一点だけ気になったのが、検査中の聞き返しが多いこと。たとえば、「これこれこうでね」というと「うん、うん。え？」というように、とにかく聞き返しが多いのです。発達障害の診断にもいたらず、困っているのは聞きとりの問題だけで、APD症状であることがはっきりしていました。

その後、M君は小学校に入学しましたが、入学してしばらくした頃、お母さんから電話がありました。学校の先生からさっそく「話を聞いていない」「指示をしても伝わらないので行動に移れない」と指摘があったとのこと。ただ、先生からは「耳ではなく不注意が大きいのではないでしょうか」という指摘もあったそうです。

また、学童保育の先生からも、「この子は、このまま放っておくといずれ伸び悩むことになりそうです。ただ、指示がちゃんと入ったときは動けているので、きちんといってあげさえすればわかるお子さんですよ」と指摘されたとのこと。

そこで、もう一度、相談にのってほしいとのことで再受診されました。

先生方も指摘されているように、M君の場合は不注意が原因です。そこで、聞こえを補う送受信機を「ちょっとつけてみて」と渡したところ、「あ！　よく聞こえる」と即答。

そこで、試してもらうことにしました。

それからの学校生活は、劇的に変わったようです。

それまでは、先生が「お昼休みにしますよ」というと友だちはパーッと動くのに、M君はまわりを見てから動くためワンテンポ遅れていたり、給食のときは「おかわりの時間ですよ」という先生の声がわからなくて、おかわりできなかったりしていたのが、すぐに理解してみんなと一緒に動けたり、おかわりできるようになったりと、とてもうまくいっているそうです。

送受信機は、比較的子どもには有効です。マイクを先生につけてもらうことで、指示がはっきり耳元に届くのです。送受信機によって音が大きく耳に入るので、いやでも注意喚起《かんき》されやすくなります。

お母さんから「以前は学童保育から帰ると疲れてバタンと眠り込んでいたのが、帰宅してからも元気に動きまわることが増えました」との報告がありました。送受信機を使うようになって、聞きとることに使うエネルギーが減ったのでしょう。そのエネルギーを勉強や遊びに向けて、充実した生活を送っているようです。

子どもは自分の聞きとりにくさの症状に気づいていなかったり、自覚はあってもそれをうまく伝えることができなかったりします。ですから、**親や先生などまわりの大人が気づいてあげることが重要です。**

M君の場合、お母さんや先生方が、日頃からM君に目を向け、まわりの子どもたちと比べてどうなのか、年齢相応の発達をとげているのか、ケアが必要なのかを、それぞれの立場でよく見ています。

また、お母さんと先生方とがよく話しあい、情報をきちんと共有できていたことが、正しくM君の状態を把握《はあく》することにつながったと思います。

このように、まず、まわりの大人が、聞きとりの状況を含めて**子どもたちのことをよく観察し、小さな違和感も見過ごすことなく、異変にいち早く気づくことが第一**です。

そして、子どもの症状に気づいたら、**その子の特性に応じた環境調整をするなどサポート態勢を整えていくことが大事**です。そのためには、親も先生も子どもの状態に気づいたら互いにそれをきちんと伝えあい、理解しあうことが欠かせません。

家庭・学校でできる環境づくりと配慮

まわりの大人たちができるサポートとして、真っ先にやるべきは、**聞きとりやすい環境をつくること**です。

家庭では、たとえば、リビングの椅子やテーブルの脚にフェルトのカバーをつけたり、団欒《だんらん》のときはテレビや音楽を消すなど、**雑音をなるべく減らす配慮**が必要です。

また、M君のケースのように子どもには送受信機が有用な場合が多いので、学校や家庭の中で試してみることで、聞きとり状況がかなり改善されることがあります。ただ、APDには補聴機器に対する公的な助成がないため、自費になります。

学校での配慮としては雑音をなくすことと、座席の配慮です。これは難聴のお子さんとまったく同じ配慮になります。

座席の位置は、なるべく教師に近い教室の前方に配置するのが望ましいのですが、あまり近すぎるのはよくありません。APDの子どもはほかの子どもたちの様子を見ながら授業の流れを推測したりしています。ですから、**教室全体の様子をとらえられる、前から2〜3列目が適当**です。

家庭と同じように、机や椅子の脚にフェルトのカバーをつけるのも有効です。特に学校では、椅子から立ったり座ったりするときにキーキー音がします。机や椅子から出るこれらの雑音を抑えるだけでも聞きやすくなるのです。

また、APDの子どもは授業を聞きながらノートをとるのが苦手なので、**重要なことは板書して、なおかつノートに写すときは集中できるよう**、なるべく説明などはひかえるのが望ましいでしょう。

さらに、クラスの人数が増えれば増えるほど雑音も大きく、また本人の注意も分散しやすくなるので、それを抑えるような環境対策（たとえば、クラスの人数が少ない学校を選択するなど）を考慮していくことも大事だと思います。

家庭にも学校にも共通することとしては、ゆっくりと大きな声ではっきりと話すこと。また、耳からの情報を補えるよう身振り手振りを増やすなどの配慮もあるといいと思います。

そして、もうひとつ。ＡＰＤの子どもは聞こえないことで友だちにからかわれたり、誤解されたり、いじめられたりして、ひどく傷つくことがあります。そこから不登校になってしまうこともあります。

そのように二次的な心理的問題にまで発展しないよう、日頃から、聞きとり困難を含めた日常生活の様子をよく聞いて、理解を十分に示し、心に寄り添ってあげることも重要です。

まわりの大人たちのこうした細かな配慮があることで、ＡＰＤの子どもは、子どもらしく伸びやかに育っていくでしょう。

トレーニングで聞きとり力も気持ちもアップ

ＡＰＤの症状はトレーニングによって軽減する場合があります。その効果は若い人ほどあらわれやすい可能性があり、子どもにトレーニングをさせることは、有効といえるでしょう。

子どもの場合には、**言語指導をおこなうことによって聞きとり能力が向上する**ことがあります。具体的には、語彙力を上げたり話を聞いて理解する力を身につけたりすることですが、まずは語彙力を高めることからはじめてください。

語彙力を上げるには、本を読むのがいちばんです。読書の習慣のついている子は、基本的に語彙力が高いものです。対して、小さい頃にあまり読み聞かせをしてもらわなかった子は、読む習慣が身につきづらいため、本を読みたがりません。

そうした**読書嫌いの子には、無理に本を読ませようとするより、語彙力ドリルのようなものを楽しみながらやるほうが有効**です。

私のところでも、言語発達がちょっと遅れ気味な子どもや語彙が少ない子には、語彙と意味を結んだりする語彙力アップのドリル（たとえば『語彙力アップ１３００　１　小学校基礎レベル』内藤俊昭監修、すばる舎刊など）をやってもらったりします。

一度にたくさんやるより、少しずつでも毎日やることで、確実に頭に残ります。毎日1ページとかコツコツやることが、語彙力を上げるもっとも手っ取り早い方法だと思います。**語彙力が増えれば、推測力もまたアップします。**

聞きとりトレーニングをして、聞きとり力を伸ばすことも大切です。191ページで紹介したとおり、耳で聞いて考えるようなCDも販売されていて、私も自分の子どもの推理力などを高めるのに利用しています。ときどき一緒にやったりすると、意外とむずかしくて大人でも楽しめます。

CDから流れてくる質問に答えられないと、「ああ、そうか。そこをちゃんと聞いてなかったから記憶に残っていないんだ」と自分の注意力を意識するようになります。**「ふだんの聞き方」と「集中して聞いているときの聞き方」との違いが、本当によくわかります。**

また、よく聞いていても覚えないとできませんから、**注意力と記憶力の両方を鍛えることができます。**

このように、聞きとり困難をカバーするにもいろいろなやり方があります。

・語彙力でカバー
・注意力でカバー
・記憶力でカバー

これらのカバー力をアップさせるトレーニングは、本人の自覚をうながし、聞きとる姿勢を養うことにもつながります。それぞれのカバー力がアップすれば、聞きとれないことばを推測する力も伸びていきます。

送受信機などの器具によるカバー力と組みあわせれば、ＡＰＤの症状はさらに軽減されます。聞きとりやすくなってくると、子どもの気持ちも前向きになってきます。

気持ちが明るく前を向いていると、多少の困難もあまり気にならなくなります。それによって、ＡＰＤの症状がますます軽減され、どんどん明るく前向きになれる……という「プラスのスパイラル」が生まれてくるでしょう。

そのような好循環のなかで、ＡＰＤの子どもたちがいきいきと、すこやかに成長していくことを祈っています。

● APD 当事者会のサイトでは交流会や勉強会、情報発信などをおこなっています。
APD 当事者会 APS（APD Peer Support)
ウェブサイト：https://apd-peer.jimdofree.com/
ツイッター：https://twitter.com/apd_peer

著者略歴

一九七四年、東京に生まれる。立教大学文学部心理学科卒業、東京学芸大学大学院教育学研究科、筑波大学大学院心身障害学研究科修了、博士（心身障害学）取得。川口市立医療センターリハビリテーション科、埼玉医科大学病院小児科などで言語聴覚士として勤務ののち、国際医療福祉大学保健医療学部言語聴覚学科准教授を経て、二〇二〇年、同大学成田保健医療学部言語聴覚学科教授。あわせて国際医療福祉大学クリニック言語聴覚センターなどで聞こえにくさの相談・指導などを担当している。APD（聴覚情報処理障害）の研究に二〇年以上にわたり取り組む第一人者である。

APD《エーピーディー》「音《おと》は聞《き》こえているのに聞《き》きとれない」人《ひと》たち
——聴覚情報処理障害《ちょうかくじょうほうしょりしょうがい》（APD《エーピーディー》）とうまくつきあう方法《ほうほう》

二〇二〇年六月二二日　第一刷発行
二〇二二年四月二二日　第四刷発行

著者　小《お》渕《ぶち》千《ち》絵《え》

発行者　古屋信吾

発行所　株式会社さくら舎　http://www.sakurasha.com
東京都千代田区富士見一-二-一一　〒一〇二-〇〇七一
電話　営業　〇三-五二一一-六五三三　FAX　〇三-五二一一-六四八一
編集　〇三-五二一一-六四八〇　振替　〇〇一九〇-八-四〇二〇六〇

装丁　アルビレオ

装画　Sato/photolibrary

本文デザイン・組版　株式会社システムタンク（白石知美）

印刷・製本　中央精版印刷株式会社

ISBN978-4-86581-249-7

さくら舎の好評既刊

上月英樹

精神科医がよくつかっている
治癒することば

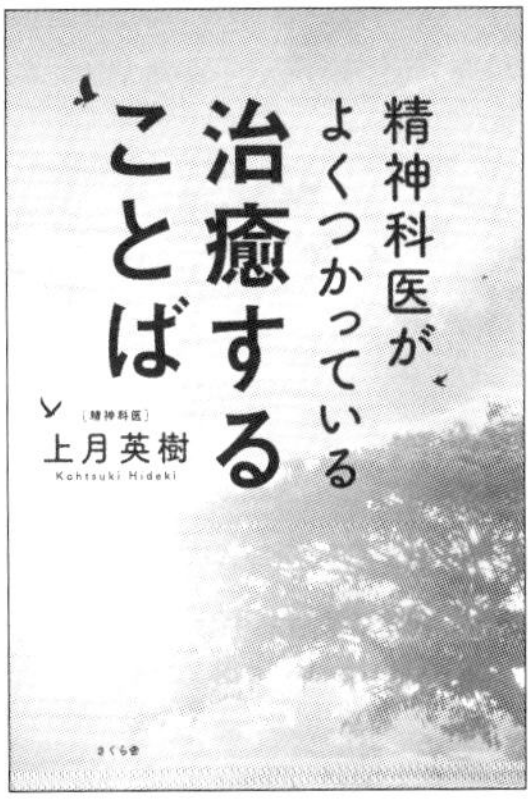

こころが悩み疲れている人へ！実際の診療で効果
を確信した120のことばを厳選！癒されます！
うつが、不安が、悩みが消え、気持ちが楽になる！

1400円（＋税）

定価は変更することがあります。